JN106315

Q&Aでわかる

看護部あるある満載！

看護管理者の労務マネジメント

坂上 和芳 著

経営書院

はじめに

　３年に及ぶ新型コロナウイルス感染症の影響により、コロナの対応に追われた医療機関で働く職員はもちろん、後方支援医療機関で働く職員についても感染対策等で公私ともに行動制限されるなど、業務内外でのストレスを抱えながら、医療機関で働く皆さんはこの３年間の医療を必死に支えてきました。

　また、コロナ禍の３年間は、自分自身の「働き方」や「生き方」を改めて考えさせる時間ともなり、コロナ対応の疲弊感も相まって離職者が相次いだ医療機関も少なくありません。

　そうした状況下で、医療機関の労務管理に目を向けてみると、2019年４月からスタートした「働き方改革」は直後のコロナの影響により停滞傾向にあります。「2024年４月１日」という期限のある医師の働き方改革ですら進捗状況は芳しくなく、「とりあえず間に合わせる」感に追われている医療機関が少なくありません。

　看護職場の労務問題に目を向けると、抱えている問題は「相変わらず」です。筆者は顧問先の病院の相談やトラブル対応だけでなく、複数の県の看護協会で研修講師やワークショップの講師を担い、時節柄、地方の病院の看護部とのオンライン研修なども行っていますが、看護部が課題としている、求められるテーマは普遍的なものばかりです。

「前残業がなかなか改善できない」
「勝手に残業するスタッフをどう指導すればよいか」
「新人の残業代をつけていない病棟師長がいる」
「有給休暇の取得に不公平感があってスタッフの不満がたまっている」
「退職前の有給休暇の全部消化を阻止できないものか」
「勤務表の公休日に有給休暇や代休をまとめて入れる師長がいる」
「パワハラのひどい医師にどう対処すればよいか」

こうした相談やトラブル対応が相変わらず多いということに変わりはありません。看護職が長く働ける、持続可能な働き方ができるように、こうした日々の業務や労務問題の改善は急務です。コロナ手当（危険手当）など、職員にたいして喜ばれていないインセンティブを与えるのもよいですが、こうした日々の不平・不満を除く努力をすることのほうが職員のモチベーションは上がるはずです。

　本書は、月2回発行の『看護のチカラ』（産労総合研究所）の2019年1月号から2021年12月号まで3年間連載した好評シリーズ「Q&Aでわかる　労務・労働時間マネジメント」の内容を再構成し、法改正や人事トラブル事例など最新情報や話題も加筆して一冊にまとめたものです。

　主に看護職場で活躍されている看護部長、師長、主任など看護管理者が知っておくべき法律の基本や、知っておくと役立つ労務マネジメントのツボを「看護部目線」でわかりやすく解説しました。

　また、昨年11月下旬に静岡県看護協会に招かれて看護管理者向けの研修会を行いましたが、厳重な感染対策を施したうえで、対面講義とワークショップ（グループ討議）で大いに盛り上がりました。オンライン研修が主流の時節柄、対面での研修会は筆者にとっても有意義な時間となりましたが、このときのグループ討議の内容も「現場の声」として要所に掲載させていただきました。看護職場の問題は全国共通ですので、自施設の業務改善等のヒントにしていただければと思います。

　看護職場の「あるある」事例や「とんでもトラブル」事例を多数取り上げましたので、皆さんの職場のマネジメントの一助になれば幸いです。

2023年2月　　　　　　　医療労務コンサルタント・社会保険労務士

　　　　　　　　　　　　　　　　　　坂上　和芳

Q&A でわかる看護管理者の労務マネジメント　もくじ

第2章　スタッフ・マネジメント

第3章　休日・休暇と勤務表のマネジメント

第4章　育児・介護休業と副業・兼業のマネジメント

第 5 章　ハラスメントのマネジメント

第 6 章　メンタルヘルスのマネジメント

番外編

第 1 章

労働時間管理の
マネジメント

1 再確認！労働時間管理で把握したい 7つのチェックポイント

 コロナ禍で停滞していた「働き方改革」を進めていますが、ドクターの勤怠管理の問題をはじめ、看護部の「前残業」やタイムカード記録との乖離（かいり）の問題など、労働時間管理については課題が多いのが実情です。管理職も含めた労働時間の把握が義務化されているとも聞きますが、どのように管理していくべきでしょうか（200床以上、ケアミックス）。

在院時間・残業時間・乖離時間の３つの時間を 把握、改善へ

コロナ前の2019年４月１日から施行された働き方改革関連法により、管理監督者を含めたすべての労働者の「労働時間の状況を把握すること」が義務づけられています（改正労働安全衛生法）。これまでの出勤簿に押印するだけの方法を改め、医師も含めた全職員を対象にタイムカードを導入したり、IC カードを導入している医療機関が時間外申請の手続きをより厳格化したり、あるいは時間外申請による勤務実績とタイムカードとの乖離を精査したりと、労働時間管理の方法を見直す医療機関が増えました。

出勤簿による管理方法は、タイムカードのような客観的な記録に比べると院内の滞在時間を把握できないのが難点です。所定の始業時間より相当早く出勤しても客観的な記録がないため、たとえば、看護部で問題になりやすい「前残業」の状況が見えにくくなります。他方、タイムカードや IC カードを導入し、時間外労働申請書等を活用して残業管理をする場合に問題になりやすいのが、所定の勤務時間や時間外申請された時間と、タイムカード等の記録（院内滞在時間）に大きな乖離があることです。この乖離が業務（サービス残業）なのか、自己研鑽（さん）なのか、あるいは雑談をしながらダラダラと居残っているだけなのかを把握する必

要があります。自己研鑽や委員会活動など、労働時間かどうかが他業種以上に問題になりやすいのが医療機関の特性です。業務なのか、業務でないのかを確認できる仕組みをつくらなければサービス残業は解消できません。

職員の労働時間のマネジメントで重視すべき「労働時間の状況把握の義務化」について、出退勤時刻の把握をはじめ、**図表1**のチャートに記したので、ポイントごとに詳しく解説します。

チェックポイント①
「労働時間の状況把握」は労働時間管理の大前提

具体的な把握の方法として、「タイムカードやパソコンのログ、事業者の現認等の客観的な記録により、労働者の労働日ごとの出退勤時刻や入退室時刻の記録等を把握しなければならない」（行政通達）とされています。また、タイムカード等を必ず導入しなければいけないわけではなく、出勤簿や自己申告制による勤怠管理の場合には、実労働時間と自己申告との乖離を厳格に確認することが求められます。医師の勤怠管理を自己申告としているケースもありますが、業務と自己研鑽の区別を含め、乖離をきちんと確認することは困難なため、タイムカードやICカード等の客観的な記録で管理するほうが現実的です。

さらに、通達では「実労働時間で管理しなさい」と言っているわけではなく、健康管理の観点から、最低限「在院時間」を把握しなさいということなので、労働時間の厳格な管理がなじまない管理監督者性（労働基準法41条2号）を否定するものではありません。

チェックポイント②
残業は「命令で行うもの」が意識づけられているか

「労働時間管理は残業管理」とも言えます。残業時間を管理するためには、残業許可制・承認制をきちんと運用することです。具体的には本章第3項を参考にしてください。

「休憩時間」の処理は適切に行っているか

　業務の都合で休憩が取れなかったときの不適切処理が散見されます。休憩が取れなかった場合、「他の時間に休憩を与える余地がないか」を検討します。60分の休憩は無理なら、他の時間帯に30分ずつ分割して与えても構いません。他の時間でも休憩が取れなかったときは、取れなかった時間を労働時間として扱い、その時間を加えることで法定労働時間を超えた場合は割増賃金を支給します。このケースは、タイムカード等では把握しにくいため、時間外労働申請書などに記入して申請するのが一般的です。

「前残業」は実態把握とルールづくりで改善

　「前残業」については、要は「程度」の問題です。「自主的に」早く出勤しているスタッフが多いなかで、始業時刻より30分以上前に出勤しているスタッフがどれくらいいるのか、早く出勤して何をしているのか、なぜ早く出勤しているのか、という **実態を把握** して、それに応じた **対応を取る** ことです。その結果、「30分以上前の出勤禁止」としていたり、交通事情などで早く出勤したときのために食堂を開放したりして「前残業」を抑制している病院もあります。また、前提として、始業前の時間は、上司の指示があった場合を除き「労働時間として取り扱わない」ことを周知徹底しておく必要があります。

「乖離」の問題は、時間と理由を管理する

　タイムカードやICカードで勤怠管理をしている病院では、「タイムカード記録との乖離」が常に問題視されています。たとえば、残業申請された時刻とタイムカードの退勤記録に60分の乖離があった場合に、この乖離の理由を本人に確認または申告させて、問題があれば改善を求め

ます。居残っていた時間が労働時間にあたらなければ、「仕事を終えたら早く帰る」ことを意識づけ、逆に居残っていた時間が労働時間に該当する場合には労働時間として扱い、全職員に対して残業申請方法について改めるよう指導します。

　こうした乖離の理由を時間外申請書で申請させてマネジメントに活用している事例を本章第7項でも取り上げますが、このような管理方法も、チェックポイント①の「労働時間の状況の把握」につながります。

チェックポイント⑥
研修や自己研鑽は院内ルールを決めることから

　研修会や勉強会は受講義務がなく、出席しなくてもなんら不利益がなければ労働時間とはされません。ただし、強制でなくても出席しないと処遇面で不利益があるような場合は、労働時間とみなされることがあります。また、院内研修の企画、運営等の準備作業も自主的に行うものでなければ原則的に労働時間とみなされます。出席率が問われる医療安全や院内感染対策などの法定研修の場合、同じ内容で30分間、複数回実施するなど、実施する時間帯や回数、研修時間を工夫している病院も多いようです。

　他方、自己研鑽や自主的な研究は原則、労働時間にはあたりません。研鑽が労働時間とみなされるポイントは「指揮命令の有無」と「業務関連性」の2つです。以下のように上司の指示があるかないか、業務に関連があるかないかで総合的に判断されます。

	業務関連性あり	業務関連性なし
命令あり	○	○
命令なし	△	×

○：労働時間に該当　　×：労働時間に該当しない

ただし、業務命令ではないが、それをしないと業務に支障を来すような場合、そのことを上司が知っていながら黙認していると「超過勤務の黙示の指示」（昭和25.9.14基収2983）と評価され、労働時間とみなされる場合があります。

チェックポイント⑦

「勤務間インターバル」と「オンコール」

　働き方改革関連法で努力義務化されている「勤務間インターバル制度」は、終業から翌日の始業までの間に一定の休息時間を確保することです。看護部門の場合、「11時間の勤務間隔を必ず空ける」といったように勤務計画作成基準にルール化している病院もあります。2交代制の夜勤の後は「明け＋公休」としている病院も多く問題は少ないのですが、3交代制における「日勤→深夜勤」の勤務間隔の詰まったシフトの場合、日勤終了後に残業があると自宅でほとんど仮眠を取れないまま、再度出勤するケースがあります。日本看護協会の「2019年病院および有床診療所における看護実態調査」の調査では、3交代制の施設のうち勤務間インターバルとして「11時間以上空ける」ことを実行できている病院は44％というのが実情です。

　オンコール（待機・宅直）について労働基準法に規定はありません。一般的に労働時間に該当しないとされていますが、呼び出しがあるまではまったく自由であるかどうか、場所的拘束の程度はどうかなど、拘束性の度合によって労働時間と指摘される余地もあるので取り扱いを明確にしてください。手当については、1,000～4,000円程度の「待機手当」等を支給している病院が多いようです。

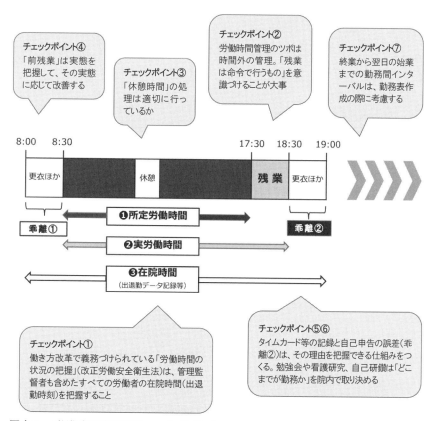

チェックポイント④
「前残業」は実態を把握して、その実態に応じて改善する

チェックポイント③
「休憩時間」の処理は適切に行っているか

チェックポイント②
労働時間管理のツボは時間外の管理。「残業は命令で行うもの」を意識づけることが大事

チェックポイント⑦
終業から翌日の始業までの勤務間インターバルは、勤務表作成の際に考慮する

8:00　8:30　　　　　　　　　17:30　18:30　19:00

更衣ほか　　　　休憩　　　　残業　更衣ほか

乖離①　　❶所定労働時間　　乖離②

❷実労働時間

❸在院時間
（出退勤データ記録等）

チェックポイント①
働き方改革で義務づけられている「労働時間の状況の把握」（改正労働安全衛生法）は、管理監督者も含めたすべての労働者の在院時間（出退勤時刻）を把握すること

チェックポイント⑤⑥
タイムカード等の記録と自己申告の誤差（乖離②）は、その理由を把握できる仕組みをつくる。勉強会や看護研究、自己研鑽は「どこまでが勤務か」を院内で取り決める

図表1　労働時間管理のチェックポイント

2 医療従事者こそ「勤務時間に区切りをつける意識」が必要

 看護職が働き続けられる職場をめざしてさまざまな業務改善に取り組んでいますが、スタッフの多くは勤務時間内に仕事を終わらせる意識が低く、あまり成果は出ていません。時間内に仕事を終える脱残業のポイントを教えてください（200床以上、急性期）。

「業務終了」を意識づける仕組みづくりで無駄な残業を削減する

24時間365日稼働し、昼・夜交代制で働く医療職場の労働時間管理で最も重要なポイントは、勤務時間内に仕事を終える意識、つまり**「勤務時間に区切りをつける意識」**を習慣づけることです。病院の実情により対応方法や費用対効果が異なるので、十分に検討してから取り組んでください。

【対策１】勤怠管理の方法を改める

出勤簿に押印するのみの勤怠管理の病院がタイムカード等を導入するだけで一定の効果が出ます。出退勤時刻が客観的に記録されることで、少なくとも始業時刻より相当早く出勤する職員は一定数減ります。

【対策２】残業申請の方法を改める

タイムカード等を導入している病院で常に問題視されているのが、タイムカード等の打刻記録と時間外労働申請との「乖離」です。残業申請は提出されていないのに、タイムカードの退勤時刻は定時より１時間も遅いといったケースです。本章第７項で紹介したリハビリテーション病院の事例は特徴的ですが、同じような勤怠管理の方法は医師に対しても効果が期待できます。

【対策３】病棟で「終礼」を日課にする

　近年は病棟で「終礼」を実施する看護部が増えました。毎日の日勤終了間際に、できるだけ病棟の勤務者全員がナースステーションに集合し、残務の確認などを行って残務をサポートしたり、残業する職員を選定します。あらかじめ残業する人を決めておく病院もあります。**いったん全員が集まることで業務終了を意識づけられ**、無駄な残業の削減に効果を上げている病院もかなりあります。

【対策４】日勤・夜勤でユニフォームを変える

　日勤と夜勤でユニフォームの色を変えることで、前残業も居残り残業も削減できた事例が熊本地域医療センターの取り組みです。この事例は日本看護協会のポータルサイト「看護業務効率化先進事例収集・周知事業」にも詳しく紹介されていますので参照してみてください。

　日勤と夜勤のユニフォームの色を変えることで、勤務終了時刻を過ぎて残っている職員が明確となり、次のような効果が現れました。

＊視覚的に時間外労働をしているスタッフが判断できるため（残っていると目立ってしまう）、**定時で仕事を終わらせることの意識が高まった**

＊勤務時間内外の区別が明確になった

＊**引き継ぎ可能な業務は次勤務に引き継ぐという意識の変化が生まれ、協力体制が強化された**

＊医師の反応として、日勤と夜勤、ナースの責任者や担当者が探しやすくなった。夜間の状況をだれに尋ねればよいのか探さずにすむ。遅くまで残っているナースに早く帰るように促すようになった

　日勤と夜勤でユニフォームの色を変える取り組みについては、今では全国的に実施している施設も増えました。ただし、「前残業対策として、ユニフォームを変え、名札の色を変えたりしているが、１年経つとマンネリ化してきて効果が薄くなる」という看護部も実際にあります。**弊害がない限り決めたルールは徹底する、スタッフみんなのために行っているということを意識づけることが大切です。**

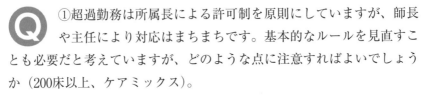

3 「なぜその業務が残ったのか」を確認することが重要

Q ①超過勤務は所属長による許可制を原則にしていますが、師長や主任により対応はまちまちです。基本的なルールを見直すことも必要だと考えていますが、どのような点に注意すればよいでしょうか（200床以上、ケアミックス）。

②勤務が終了してもなかなか帰らないスタッフがいます（とくに日勤常勤）。他のスタッフへのフォローや記録が残っていることを理由に、30分から1時間は必ず残業をつけて帰るスタッフもいて、どう指導してよいか困っています（200床未満、ケアミックス）。

 残業が1カ月20時間以上になると
看護師の離職志向が高まる

2021年3月に日本看護協会が公表した「就業継続が可能な看護職の働き方の提案」の5要因・10項目（**図表2**）のなかでも、「時間外労働」の改善は看護職が働き続けられるための大きな要因の1つとしています。時間外労働の時間数に目を向けると、他職種と比較して多いか少ないかではなく、「看護職個人がどう感じるか」が重要です。同協会の調査によると、**1カ月の時間外労働が20時間以上になると、看護職個人の仕事・生活満足度の得点が低く、離職意向が高まる**傾向がみられることがわかりました。看護業務の効率化と時間外労働の削減の方法は大きく次のように分けられます。

・**ルーチンワークの標準化**

記録方法、看護ケア、業務手順、物品配置や動線等を標準化します。

・**リリーフ体制の整備**

リリーフ体制を整備する際は、リリーフに行く人材の育成も必要。

・**タスク・シフト／シェアの推進**

看護補助者、看護クラーク等の活用、多職種連携など。

1. 夜勤負担	＊勤務間隔は11時間以上空ける（勤務間インターバルの確保） ＊勤務拘束時間13時間以内とする ＊仮眠取得の確保と仮眠環境の整備をする ＊頻繁な昼夜遷移が生じない交代制勤務の編成とする
2. 時間外労働	＊夜勤・交代制勤務者においては時間外労働をなくす ＊可視化されていない時間外労働（前残業や持ち帰り業務、勤務時間外での研修参加等）を把握し、必要な業務は所定労働時間に取り込む
3. 暴力・ハラスメント	＊暴力・ハラスメントに対し、実効性のある組織的対策を推進する ＊上司・同僚・外部からのサポート体制を充実させる
4. 仕事のコントロール感	＊仕事のコントロール感を持てるようにする
5. 評価と処遇（賃金）	＊仕事・役割・責任等に見合った評価・処遇（賃金）とする

※日本看護協会「就業継続が可能な看護職の働き方の提案」（2021年3月）より

図表 2 「就業継続が可能な看護職の働き方の提案」 5 要因・10項目

・業務の ICT 化

　ICT 化などの活用については導入事例を参考にするとよいでしょう。日本看護協会のポータルサイト「看護業務効率化先進事例収集・周知事業」では、記録業務をスマートフォンで音声入力し、電子カルテに反映させるシステムを導入した事例、スマートフォンの活用とウエブ会議の活用で業務の効率化に取り組んだ事例、RPA（ロボットによる業務自動化）導入による看護管理業務の効率化を推進した事例などが紹介されています。

「残業は業務命令があって行うもの」を徹底する

　まず、「残業は業務命令があって行うもの」とスタッフに周知、認識させることが大前提です。このことすらスタッフに理解されていない病院もあります。入職当初の働き方に対するスタッフ教育がおざなりな職場ほど、「早く業務を終えようとする姿勢がない」というダラダラ残業常習犯の割合が多いものです。必要のないダラダラ残業や安易な残業をなくすためには、残業の「許可制」をきちんと運用するのが一番です。
　残業は本来、業務上の必要に基づいて上司の命令で行うものです。ほ

とんどの病院では、「時間外労働は、緊急ややむを得ない場合を除き、所属長の指示があった場合に認める」という内容が就業規則の時間外労働に関する条項にあります。「残業は業務命令で行うもの」という考えを管理職もスタッフもしっかりと認識しておくことが必要です。

また、緊急の入院対応や夜勤における緊急業務など、時間外の業務が「事後承諾」になることも多々ありますが、その場合でも内容をしっかりと確認し、事後承諾があたり前にならないようにしなければなりません。ここで、残業許可制の運用上のポイントを5つあげておきます。

①残業の理由を明確にさせる

許可はしても、「なぜその業務が残ってしまったのか」を確認します。時間外労働申請書の残業理由に「看護記録」とだけ記入させるのではなく、**「なぜ看護記録が残ってしまったのか」その理由を記入させ、改善につなげます。**残業理由が本人の能力の問題であれば、個別の指導や記録業務のさらなる標準化を進める必要があります。

②緊急性・必要性を判断して許可をする

「今日やらなければならない業務か」「あなたがやらなければならない業務か」を確認します。看護補助者や次の勤務交代者で対応できることは任せます。そうした指示をきちんと出せるかどうかです。

③業務の上限時間（目安）を指示する

「その業務は30分で終えて」と、目標時間を指示します。「30分以上は認めない」と上限設定することとは意味が違います。「新人は○分、3年目は○分」と経験値により目安を設定するケースもあります。

④スタッフの健康状態に配慮する

余力があれば、休憩はきちんと取れたか、連日厳しい勤務が続いていないか、体調に問題はないかなどを確認します。

⑤時間外労働の定義を明文化しておく

運用面だけでなく、病院における時間外労働の定義（割増賃金の支給要件等）を明文化しておく必要もあるでしょう。「時間外労働は所属長の指示があった場合にかぎり認める」という旨のルールを就業規則だけ

でなく、時間外労働申請書にも念を押して記載している例もあります。

　ここで、実際に看護職場で取り組まれている残業対策を見てみましょう。昨年11月下旬、筆者は静岡県看護協会に招かれて看護管理者（主任以上）向けの研修会の講師を務めさせていただきましたが、その際のグループワークの討議テーマのひとつに「時間外勤務・前残業をどのように改善しているか」を取り上げたので、各グループから出された改善策や取組事例を以下に抜粋したので参考にしてください。

- （突発的な事項を除いて）残業する基準を決める。あらかじめ残るスタッフを決めておく（日によって業務量が違う当たり、ハズレはある）
- ノー残業のスタッフをあらかじめ決めておき、マークをつけてわかるようにする。不公平にならにように割り振っている
- 日勤の残務は、ロング日勤が行うようにしている
- 「この時間はこれをやる」と線引き（時間割）をして目安としている
- ナースコール対応で記録が残ってしまうため、16時以降は遅番に任せるなどコール係をつくり、記録業務に集中させている
- 課長から次長まで含めたリリーフ体制をつくっている
- 17時になると電子カルテから音楽が流れて終業の意識づけをしている
- 終業時刻近くになると腰痛体操をするようにしている
- 残業は個人差、能力差があるため、受け持ちを検討したり、緊急性を検討したりして業務の振り分けを行っている
- 師長の残業は師長にしかできない業務を優先し、他のスタッフでもできる業務は委譲するようにしている（スタッフは時間外がつくので）
- 時間外は「命令」で行うものという意識をもたせる。勤務時間内に終える意識、一緒に帰ろうという意識をもたせる、こういう制度になっている、こういうルールになっているということを根気よく説明する。管理職は「説明する力」をもつ必要がある

4 「前残業」対策1
何をしているのか、まずは実態を把握する

Q 「働き方改革」の風潮のなかで、看護職の離職防止のため、より働きやすい職場環境を整備したいと考えています。そこで、かねてから問題になっていた「前残業」の改善に取り組むつもりですが、どのような点に留意すればよいでしょうか（200床以上、急性期）。

A 「前残業」の多さは
スタッフのモチベーションを左右する

情報収集をはじめ、注射準備や内服確認などの始業前の準備行為については、1年生ナースほど早く出勤する傾向があります。こうした勤務開始前の準備行為、いわゆる「前残業」（法的な定義はなし）の問題は、その行為が「労働時間にあたるか否か」という視点だけでなく、良くも悪くも「スタッフのモチベーションを左右するもの」という視点で見たほうがよいでしょう。

勤務開始前の準備行為が業務命令によるものではなく、スタッフが自主的に行っているかぎり、労働時間とは認められません。しかし、上司の命令ではないけれど、それをしないと通常業務に支障を来す、そのことを上司が黙認していると、「超過勤務の黙示の指示」（昭和25.9.14基収2983）と評価され、労働時間とみなされることがあります。1時間以上も前に出勤して業務の準備をしているスタッフがいた場合、そんなに早く出勤して「何をしているのか」、その内容が問題になります。「前残業」の改善に向けた取り組みで重要なポイントをあげておきます。

・実態を把握すること

本当に自主的な準備行為なのかどうか、スタッフアンケートなどを実施して勤務実態を把握することが重要です。

・通常業務を最優先で見直すこと

「前残業をしないと通常業務に支障が出る」度合いが高い場合、通常

業務を改善しないかぎり前残業は改善できません。

・段階的な解決をめざすこと

「勤務開始30分前のナースステーションの入室禁止」など、時間で規制するのは問題の程度によります。1時間以上前に出勤するスタッフが多いような場合は段階的に改善していくなど経過措置が必要です。

・事務部門と問題を共有し、協力してもらうこと

食事介助のための早番を新たに設ける、あるいは通勤事情によって勤務時間を変更するなど、個人に合わせた出勤時間設定が必要になることがあります。前残業問題は事務部門と協働で進める必要があります。

スタッフアンケートを実施する場合の注意点

時間外労働申請書などで管理している「後残業」と違って、「前残業」はその実態が見えにくいものです。そこで、看護部でアンケート調査を実施する際に留意すべきポイントがいくつかあります。

・実態を把握して、業務の洗い出しをする

情報収集が自主的なものなのか、情報収集に要する時間は妥当か、個人差をどう埋めるかなど、細かく分析し、改善方法を検討します。

・管理職を評価するものではないことを周知する

「前残業」の程度の差は師長の性格や才覚にもよります。特定の病棟だけに顕著な傾向が出て、その原因が師長にあったということもあります。しかし、アンケート結果は管理能力を問い詰めるものではなく、看護部全体（あるいは病院全体）の課題として改善していく問題です。

・結果を「見える化」して問題を共有する

アンケートは、看護師はもちろん、事務部門にも結果を公表して「見える化」することが重要です。全員で問題を共有し、改善していく姿勢を示す必要があります。アンケートを取りっぱなしにすると、「何も改善されないじゃないか」とスタッフの士気はさらに下がります。

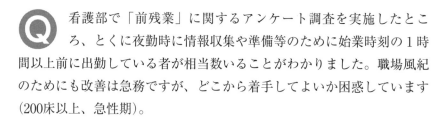

5 「前残業」対策2 「仕方なく」が理由なら通常業務の改善がまず先

Q 看護部で「前残業」に関するアンケート調査を実施したところ、とくに夜勤時に情報収集や準備等のために始業時刻の1時間以上前に出勤している者が相当数いることがわかりました。職場風紀のためにも改善は急務ですが、どこから着手してよいか困惑しています（200床以上、急性期）。

 夜勤者の約4割が 1時間以上前に出勤して準備する深刻な状況

「前残業」の問題は、その程度により改善プロセスがやや異なります。始業時刻の30分以上前に出勤して準備作業をしている人が特定のスタッフのみという職場と、そうした人が3割も4割もいる職場とでは、同じ手法で改善に取り組んでもうまくいきません。

私がコンサルティングにかかわったある急性期病院は、後者の職場の典型的な事例です。この病院の看護部では、部署ごとに、助産師・看護師・准看護師を対象に日勤・夜勤の「前残業」に関するアンケート調査を実施しました。アンケートの項目は次の3つです。

Q1.「始業時刻より何分前に出勤しているか？」
Q2.「早く出勤して何をしているのか？」
Q3.「なぜそうしているのか？」（Q2の理由）

アンケート調査の結果を見ておわかりのように、勤務開始45分以上前に出勤しているスタッフが日勤で約3割、夜勤にいたっては約6割にも及び、しかも1時間以上前に出勤しているスタッフが4割もいます（**図表3、4**）。看護師の「前残業」に関する統計調査などは見たことはありませんが、私の経験から言えば、この状況は明らかに深刻です。

	～30分	30分	45分	60分	90分	90分～	配置人数	回答数
病棟A	7	6	5	0	0	0	19	18
病棟B	9	8	7	1	0	0	26	26
病棟C	5	5	9	3	1	0	27	24
病棟D	6	8	13	0	0	0	31	30
病棟E	7	6	7	2	0	0	27	22
病棟F	12	7	5	0	0	0	24	24
病棟G	9	5	4	2	0	0	21	20
病棟H	8	4	7	0	0	0	21	19
病棟I	3	4	0	0	0	0	12	5
ICU	3	3	2	1	0	0	9	9
救急外来	9	8	2	0	0	0	19	19
手術室	11	2	0	0	0	0	13	13
透析室	5	2	2	0	0	0	8	8
	162		73				257	237

45分以上前出勤者　約3割

図表3　【日勤帯】（助産師・看護師・准看護師）　※補助者を除く

	～30分	30分	45分	60分	90分	90分～	配置人数	回答数
病棟A	1	0	1	11	7	0	20	20
病棟B	9	8	7	1	0	0	26	26
病棟C	0	0	6	8	5	0	21	19
病棟D	4	0	0	11	9	0	29	24
病棟E	1	1	7	7	0	0	17	16
病棟F	7	8	0	0	0	0	3	3
病棟G	0	2	5	5	1	1	15	15
病棟H	2	3	3	4	1	0	15	15
病棟I	3	6	1	0	0	0	11	11
ICU	2	4	2	1	0	0	9	9
救急外来	6	6	0	0	0	0	12	12
	73		104				178	170

45分以上前出勤者　約6割

※60分以上前出勤者約4割

図表4　【夜勤帯】（助産師・看護師・准看護師）　※補助者を除く

勤務開始後では情報収集もできない状況

　たとえば、以下の回答のように本人の自主的なものであったり、通勤事情によるものもたしかにあります。

「情報がないと日勤業務を行ううえで不安なので」
「受け持ち患者さんの情報を深く取ってから仕事をしたい」
「私自身が情報を取るのが遅いため」
「子どもを保育園に預けてから出勤しているため」
「家が遠いので渋滞を避けるために早めに出ている」

　しかし、この病院の看護部が、情報収集も準備・確認行為も勤務開始前に行わないと通常業務が回らない状況に陥っていること、「前残業」が既定路線化している状況を如実に示している以下のような回答が多数を占めました（**図表5**）。

「始業前に情報収集をしないとケアや処置など通常業務に支障を来す」
「勤務を開始してからでは情報収集ができない」
「本当はぎりぎりに来たいけれど、仕事を開始してからでは情報を取る時間がない」
「やらなくてはならないため」
「物品薬剤チェックは出勤前の決まりごと」

自主的な行為ではなく、業務のため「仕方ないから」が6割を占める

　病棟により差異はありますが、始業時刻より45分以上前に出勤しているスタッフが夜勤者の約6割（うち60分以上前出勤者が約4割）もいるという結果に、看護部長さんをはじめ各病棟の師長さんたちも驚きを隠

せません。しかも、スタッフが早く出勤して何をしているのかといえば、情報収集はもちろん、点滴や検査機器、内服薬などの確認・準備、さらには食事介助や患者のケアまで始業前に行っている者もいることがわかりました。その理由は大きく２つに分類されます。

「仕事のため、患者の安全のために情報収集や事前の準備は必要」
「情報収集をしないと不安だから、ミスをしないため」

　上記のような「安心感」のための、どちらかといえば個人的な、積極的な理由によるものが約２割。他方、６割を占めたのが、「仕方ないから」という消極的な理由によるものです（**図表６、７**）。

「始業前に情報収集をしないとケアや処置など通常業務に支障を来す」
「本当はぎりぎりに来たいけれど、仕事を開始してからでは情報を取る時間がない」
「勤務前に情報収集を済ませないと、定時の８時30分から始まる申し送りの時点で情報収集していないことになる」
「物品薬剤チェックは決まりごと。勤務中にチェックするのは難しいから」

　これらの理由からわかるように、始業前の情報収集や準備行為が同じ「自主的な行為」であっても、その理由は違います。前者の場合、丁寧な個別指導により改善できるケースも多いかと思いますが、後者の場合は、「前残業」そのものよりも、所定の勤務時間内の業務内容や時間設定等を改善しないかぎり問題は改善できません。業務改善もせずに、一律に「30分以上前のナースステーション入室禁止」とすると、スタッフの反発を買い、職場風土が悪化します。とくに事例のように問題が深刻な場合は、病棟ごとに、段階的に改善していくべきでしょう。

	（人）
患者の情報収集	33
検温や検査器具、物品や薬剤の確認・準備	28
点滴確認・準備	15
内服薬の確認	10
休憩室で過ごす、食堂で朝食をとる	8
指示・症例の記録確認	5
タイムスケジュールを立てる（リーダー時）	4
書類の整理や確認（リーダー時）	3
ケアや翌日の検査の確認	3
ベッドコントロールの調整準備	2
サマリーの記入や見直し	2
リーダー間の申し送り	2
食事介助	2
入浴、リハビリ時間の確認	1
朝のミーティング参加する	1
委員会の仕事をする	1
採血	1
パソコンの準備	1
新生児のバイタルサイン測定、体重測定	1
夜勤の採血や処置の手伝い（救急外来日勤者）	1
日勤帯の患者対応（救急外来夜勤者）	1
その他	3

※アミかけ部分は、情報収集、準備・確認行為以外の「通常業務」

図表5　Q2．早く出勤して何をしているのか？

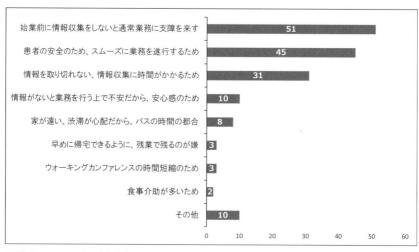

図表6　Q3．なぜそうしているのか？

◆通常業務に支障を来す

「始業前に情報収集をしないとケアや処置など通常業務に支障を来す」

「申し送りの伝達を円滑にするため」

「8時30分から受け付けが始まり患者対応があるため、その前に患者の情報収集をする必要があるから」

「やらなくてはならないため」

「物品薬剤チェックは決まりごと。勤務中にチェックするのは難しいから」

「患者の状態確認、ケア、処置の確認をしておかないと業務が始められない」

「経過記録や指示簿など確認し、患者の状態を把握してから業務に入る必要があるため」

「勤務開始後は別の業務があるため、情報収集ができない」

「本当はぎりぎりに来たいけど、仕事を開始してからでは情報を取る時間がない」

「夜勤は受け持ち患者数が多くなるため時間がかかる」

「退院・転入が多く情報収集に時間を要する」

「食事介助が多いため」

◆残業体質の風土が見てとれる

「日勤の時間内にケアを終わらせるため」

「早めに帰宅できるように早く出勤している」

「残業で残るのが嫌だから早く出てきている」

◆交替間際の業務の役割分担が曖昧

「夕方5時過ぎの入院やオペ患者の帰室が多いため」（日勤者）

「18時前後の点滴が多くなるため」（夜勤者）

◆「自主的な問題」「本人の能力の問題」で済ませていいものか

「情報がないと日勤業務を行う上で不安なので」

「受け持ち患者さんの情報を深く取ってから仕事をしたい」

「私自身が情報を取るのが遅いため」

「45分以上ないと情報収集が適切にできない」

「受け持つ患者がどのような状態なのか知るため。1人5分程度時間を要する」

「早く出るのが習慣化されている（60分前）。遅くするとリズムが崩れる不安がある」

「夜勤者からの（日勤者からの）申し送りだけでは全体を理解できないため」

「必要物品が準備できているか確認するため」

「子ども保育園に預けてから出勤しているため」

「家が遠いので渋滞を避けるために早めに出ている」

図表7　Q2．なぜそうしているのか？（具体的な理由）

6 「前残業」対策3
「前残業」の内容を3つに分類して改善策を検討

 当院の看護部では、日勤開始の8時30分に申し送りが始まるため、その前に情報収集を済ませるのが習慣となっています。情報を取る時間に個人差があり、始業時刻の1時間前にナースステーションに入室している者も複数人います。こうした個人差や準備行為の内容によって改善方法は異なると思うのですが、具体的にどのように進めればよいでしょうか（200床以上、ケアミックス）。

A **始業前の情報収集は容認しても、**
「短縮」「効率化」をめざすべき

　「前残業」の改善を検討する際、要因となっている準備行為の内容により改善策を検討する必要があります。行為内容を大きく3つに分けて考えると対策を立てやすいでしょう。

①情報収集

　情報を取る「時間」と「内容」の個人差をどう埋めていくか。

②確認・準備行為（点滴の準備・確認、注射の準備、検温準備、内服薬等の準備、ケアの確認、医師の指示確認など）

　勤務時間内に行う確認・準備行為と重複していないか（無駄な作業ではないか）。勤務時間内に組み込めないかなど。

③通常業務（食事介助、配薬、口腔ケア、採血、処置の手伝いなど勤務時間内で行われる業務）

　人員は足りているか、「早番」などが必要か、役割分担は適当か（特定のスタッフに負担がかかっていないか）など。

①の情報収集については仕事への「安心感」を得るための自主的な準備行為という側面があるため、「業務性」があるとは言い切れませんが、「勤務時間に情報収集をする時間がない」という状況はやはり改善すべきでしょう。個人的な情報収集は一定程度は容認したとしても、時間短縮の意識づけは絶対に必要です。

　また、前項で取り上げた看護部アンケート事例のなかに、情報収集について次のような意見がありました。

「45分以上ないと情報収集が適切にできない」
「情報収集に1人5分程度要する」
「情報収集に1人2〜3分かかる」

　このように、情報を取る「時間」「内容」に個人差があるため、「30分前以上出勤禁止！」など画一的に制限しにくい状況にある場合は、段階的に時間短縮をめざしたほうがよいでしょう。そこで情報収集の改善の視点を整理しておきます。

・個人的な情報収集は一定程度容認しても、時間短縮は必要（労働時間管理の意識づけ）
・個人的な情報収集を認める場合も、「30分以上前の出勤禁止」とする。病棟の状況により、45分→30分、30分→20分というように、段階的に効率化する
・最低限どのような情報を取るべきか標準を決める
・勤務時間内に情報収集する時間を設けられないかを検討（勤務開始後に10〜15分の情報収集の時間を設けている病院も少なくない）

「その確認作業は無駄ではないか」「その準備はいま必要か」

　次に、②確認・準備行為と③通常業務の改善の視点について、私のこれまでのコンサルティングや取材で知り得たさまざまな看護部の事例を踏まえて整理しました。

・点滴の確認作業が重複していないか（前残業で確認、業務開始時にも確認するなど）。場合により「点滴は直前に準備する」を徹底する
・内服薬準備の確認については、「配膳までに確認すればよい」など、意識改革を促す
・勤務時間内に組み込めないかを検討。組み込めない「業務」は時間外申請ができるようにする。ただしこの場合、事務部門とのコンセンサスを取ること
・朝の食事介助に関してはパートの補助者を増員するか、「早番」を設けるなど勤務設定で対応する
・事務部門の協力を得て、個人に合わせたきめ細かな出勤時間設定をする（ただし、不公平感につながるため、出勤時間設定は制度として運用するほうがよい）。そのためにも当初から事務部門を巻き込んで共通の認識をもってもらう
・日勤の仕事と夜勤の仕事の役割分担はできているか（交代間際の「狭間の業務」のすみ分け）

　ここまで「前残業」の改善について取り上げましたが、重要なのは、**ルールづくりとその確実な運用**です。年休や時間外労働、研修会や委員会なども含めて、**「認め方」「命令の仕方」「指示の仕方」が徹底されているか、形骸化していないかなどを改めて見直す必要もあるでしょう。**また、ナースステーションに「提案箱」を設置し、スタッフの意見を吸い上げることも効果的です。

ここでまた、本章第3項でも取り上げた静岡県看護協会の看護管理者研修のグループワークにおいて「前残業」の改善について討議した際の内容を抜粋したので参考にしてください。

・15分前には出勤しないよう声掛けしている（ルール化ではなく）
・情報収集をしやすくするためカルテを整理し、申し送りを短縮した
・日勤、夜勤ともに始業後15分を情報収集の時間として勤務時間内に設定している（スタッフアンケートの結果を受けて）
・日勤は30分前出勤をOKにした。点滴作成をする人を決めて早くつくらないようにしたことで、遅く（定刻どおり）出勤するスタッフへの不満の声が減った
・年配の職員は電子カルテに不慣れな方もいて、早く出勤してやらないと追いつかない。30分前にはカルテ操作をしたいのに禁止と言われて不満も出るため、ある程度は個別事情に対応する必要もある
・病院の送迎バスの時間の関係で早く着いてしまい業務を行ってしまうため、休憩室や食堂で待機するようにしている
・日勤、夜勤ともに始業30分前に出勤しない（ナースセンターに入らない）ことを看護部のルールとした
・始業時刻の30分前からでないとタイムカードを打刻できないようにしている。実質30分は情報収集にあてられる時間としている
・早く出勤しても電子カルテを使えないようにしている
・薬剤の準備などは早番を設けて改善した
・前残業や時間外業務に関するアンケートを実施することで、改善すべきことだということの周知につながった
・前残業に関しては、風土、意識を変えていく必要がある。ルールを徹底する。命令であるというコンセンサスをとることが大事

7 タイムカード記録と時間外申請の 「乖離」 の理由を把握する方法

Q 以前から医師も含めて全職種でタイムカードを導入していますが、所定勤務時間や時間外申請の時刻と、タイムカードの記録に大きな乖離のある職員がかなりいます。とくに看護部では乖離が大きく、就業後もダラダラとおしゃべりして居残っているスタッフが少なくありません。タイムカード記録との乖離を改善していくよい方法はないでしょうか（200床以上、ケアミックス）。

A 自己研鑽も申請させることで
職員個々の 「働き方」 が把握できる

　タイムカードやICカードは、一般的には在院時間を記録するものであり、タイムカードの記録時間イコール労働時間とはされていません。ただし、許可をしていないのに勝手に残業をしている職員を放置していたなど、勤怠管理がずさんだとタイムカード等の客観的な記録がそのまま労働時間とみなされることがあります。勤怠管理の方法はできるだけ「実労働時間を把握する」ための仕組みを考えなければなりません。

　ご質問のような「タイムカード記録との乖離」とは何かを考えてみましょう。たとえば、所定の勤務時間が8：30から17：30（休憩60分）の場合に、残業申請は出ていないのに退刻記録は18：30と、60分の乖離があったとします。この乖離は、サービス残業なのか、自己研鑽なのか、委員会の準備等をしているのか、ダラダラと雑談をして居残っていたものなのかがわかりません。こうしたタイムカード記録との乖離を放置していると残業代の一部不払いが生じる場合があること以上に、職員の時間管理の意識が薄れ、効率の悪い働き方を招くことになります。最低限、所属長や事務部門が本人に確認し、必要に応じて改善を促すべきなのですが、日々の業務に追われてなかなかできていないのが実情ではないでしょうか。

タイムカードやICカードを導入しつつ、時間外申請書の活用の仕方を工夫することで職員個々の勤務実態を把握し、時間管理を意識づけている事例を2つ紹介しましょう。

　あるリハビリテーション病院（200床以上）では、ICカードで出退勤時刻（院内滞在時間）を記録、「時間外労働申請書」で時間外労働を管理しています。特徴的なのは、リハビリ職で多くみられる時間外の「自己研鑽」まで申請させて時間外の勤務実態を把握していることです。

　残業を行う場合、職員が時間外申請書を所属長に提出して承認を得ますが、申請理由を業務にかぎらず、「休憩」「自己学習」「勉強会」「自己準備」に区分し、業務以外で残業代の支払い対象とするものは「勉強会」（一部を除く）のみ。**職員本人に「自己学習」と申請させることで、業務ではなく「自己研鑽」であることを意識づけられる**からです。ただし、「自己学習」と申請しても所属長が内容を確認したうえで業務の範疇と判断すれば「業務」に変更させることもあり、申請内容を細かく精査する仕組みにしています。結果的に、ICカードに記録された院内滞在時間には、所定の勤務時間のほか、時間外業務、自己学習、勉強会、休憩時間、自己準備、その他（更衣や移動時間ほか）が含まれます。この病院の場合、「タイムカード記録との乖離」とされるのは、「その他」のみとなる仕組みです（**図表8**）。

　こうした記録を病棟ごと、部署ごとに管理し、毎月、職員別にグラフ化して情報を共有します。この方法で、時間外の業務だけでなく、月に60時間など自己学習の時間が長時間に及ぶ職員も把握できるため、所属長を通じて注意喚起します。時間外労働を管理する視点ではなく、院内滞在時間全体を管理し、それを削減させることで実質的な時間外労働の削減につなげています。この方法だと、職員個々の働き方まで把握できるそうです。

　この病院は、同種の他の病院から"ブランド"と呼ばれるほどリハビリテーション医療の質の高さには定評がありますが、自己研鑽の内容と

【職員A】残業も自己学習の時間も多い

総務担当者から所属長に対して、職員Aの残業の原因と業務内容を確認して改善を促す。自己学習についても残業とのバランスを考えて削減するように注意喚起する。

【職員B】残業は少ないが、自己学習の時間が多い

仕事のできる職員Bは、自己学習にも熱心。しかし、院内での滞在時間（ICカード上の記録）が月60時間を超えているため、業務による残業は少なくても、他の職員への影響なども考慮しつつ、健康管理のためにも院内での学習時間の削減を促す。

【職員C】残業も自己学習もなく、不明な時間が多い

仕事はちゃんとしているのか、仕事のモチベーションはどうなのか、院内で何をしているのか不明な時間が多いため、所属長に、本人に確認して話し合うよう促す。

■ 時間外労働　〰〰 自己学習（業務外）　　時間外勤務申請書で把握できる時間

□ その他（更衣、移動時間ほか）　　当院の場合のタイムカード記録との乖離部分

図表8　時間外申請書のひと工夫で、職員の「働き方」まで把握できる

時間まで管理する日々のきめ細かい勤怠管理がセラピストの質の向上にもつながっているのです。

乖離理由まで申請させることで管理職の意識改革にもつながった

次もリハビリテーション病院（200床以上）の事例です。この病院で

は時間外労働申請書の「タイムカードの乖離理由」まで本人に記入・申請させる勤怠管理の手法を取り入れています。具体的には、職員は出勤時に通用口に設置されたタイムレコーダーで打刻し、更衣など準備を終えてから所属部署へ行き業務を開始します。業務終了時は更衣など帰り支度を終えてからタイムレコーダーで打刻して退勤します。こうしてタイムカード記録で院内滞在時間を把握。時間外労働については、毎月職員に配布する「勤務報告書・時間外申請書」（**図表9**）で管理します。この申請書に記入された残業実績をもとに給与計算をしますが、ここまではどこの病院でも見られる勤怠管理の方法です。特徴的なのは、タイムカードとの乖離理由の記入欄があることです。

「30分以上」の乖離理由を明らかにする

　「勤務報告書・時間外申請書」は毎月総務課から全職員に配布しますが、申請書を職員個々が管理するか、所定の場所にまとめて管理するかは部署によって異なります。申請書の内容は「所定内勤務」「時間外申請」「タイムカードの乖離」の大きく3つの項目に区分されています。「時間外申請」は、職員本人が理由記載と共に事前申請をして所属長が認印を押し、業務終了後に本人が結果を申請して所属長が翌日に確認・押印するというのが基本的な流れです。

　「タイムカードの乖離」の欄には、たとえば、定刻の17時30分に業務を終えたのに退刻記録が18時10分であったり、時間外申請は18時30分までなのに退刻記録が19時30分であったり、30分以上の乖離があった場合に、乖離理由を本人が記入する仕組みです。乖離理由を確認するタイミングは、30分以上の乖離が発生したつどなのか、月ごとにまとめてなのかは部署によって違いますが、所属長が確認し、問題があれば指摘します。その後、総務課でも確認し、疑問点があれば所属長に訂正依頼をします。

　実際に職員が記入する乖離の主な理由は「雑談」「自己研鑽」「帰り支

度」の3つ。以前は業務なのかそうでないのか総務課では判断がつきにくい内容もありましたが、現在はほとんどありません。看護研究は「時間外申請」、勉強会（自由参加のもの）は「タイムカードの乖離」として申請され、業務か業務でないのかの共通認識を管理職とスタッフがもてるようになっています。また、「雑談」で30分以上の乖離があるような場合は必ず"相手"がおり、本人だけの問題ではないため、程度によっては所属長が注意を促します。こうした日々の時間管理をすることで「30分以内で帰ろう」という職員の意識づけにもつながっていると言います。

　職員が記入する乖離理由のほとんどが「雑談」「自己研鑽」「帰り支度」の3つであるのには理由があります。乖離理由を本人が記入する方式にしたのは2021年10月からで、それ以前はこの3つ（「その他」を加えて4つ）を選択式にしており、その習慣が残っているからです。選択式は職員の記入しやすさを考慮したものですが、法人グループの他の地域の病院が労働基準監督署から「選択方式は必ずしも本人の意思が反映されているとは言えない」と指摘されたことがきっかけで記述方式に変更したという経緯があります。

管理職の本来業務に気づかせる効果も

　タイムカードやICカードで勤怠管理をしている病院では、「タイムカード記録の乖離」が常に問題視されます。多くの場合、乖離の理由を所属長や事務部門が口頭で確認して注意を促しますが、日々の業務に追われ、また面倒なため、その状態が放置されているケースが少なくありません。

　この病院の場合、タイムカードの乖離理由を客観的に把握できる仕組みとすることで、「時間内に業務を終える」「決められた時間に帰る」という時間管理の概念を職員に植えつけられただけでなく、管理職の意識を変えたことが大きな成果だそうです。管理職の本来業務は部下の業務

や労働時間を管理することです。「管理職に気づきを与えられたことが一番大きいかな」と事務長は言います。

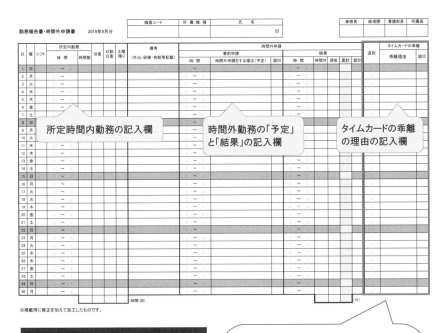

※掲載用に修正を加えて加工したものです。

【取り組みの効果】

●スタッフに「時間内に業務を終える」「決められた時間に帰る」という習慣が根付いた。

●所属長に、部下の業務や労働時間を管理することへの気づきを与えられた。

「タイムカードの乖離」の欄

時間外申請の時間とタイムカード打刻記録に30分以上の乖離があった場合に、乖離の理由を本人が記入する仕組み。記入する乖離の理由は主に「雑談」「自己研鑽」「帰り支度」の3つ。たとえば、「雑談」で30分以上の乖離がある場合は〝相手〟がいる話なので、程度により所属長が注意を促す。看護研究は「時間外申請」、自由参加の勉強会は「タイムカードの乖離」として申請する。

図表9　タイムカードとの乖離理由を本人に記載させる工夫

8 夜勤負担軽減のための 3つの取り組みの方法と課題

看護職が長く働き続けられるために取り組みたいのが夜勤負担の軽減です。公平感が担保できれば夜勤免除の制度化も検討したいところですが、夜勤時間の短縮、夜勤後の休日や勤務間インターバルの確保などは可能なら取り組みたいと考えています。それぞれの具体的な取り組み方や取り組む際の注意点を教えてください（200床以上、ケアミックス）。

「夜勤をしない正職員」と 「夜勤負担のある正職員」との「公平感」

　看護職の勤務負担についてまず考慮すべきは、不規則な夜勤・交代制勤務です。20年ぶりに改正され、2021（平成3）年9月に施行された「脳・心臓疾患の労災認定基準」では、過労死ラインとなる「労働時間以外の負荷要因」が一層重視されました。新基準が示す「負荷要因」の「勤務時間の不規則性」には、「拘束時間の長い勤務」「休日のない連続勤務」「勤務間インターバルが短い勤務」「不規則な勤務・交替制勤務・深夜勤務」の4項目があげられています。ここでは「夜勤負担の軽減」のための3つの取り組みの方法と課題をみてみましょう。

（1）「11時間」の勤務間インターバルの確保
　勤務間インターバル制度の導入促進は、働き方改革の重要施策の1つです。インターバルの時間数について、何時間以上でなければいけないという法律の定めはありませんが、最低でも9時間の勤務間インターバルを導入することが必要とされています。また、診療報酬上も「夜間看護体制加算」で夜勤を含む交代制勤務に従事する看護要員に11時間以上の勤務間インターバルを設けることが算定要件になっています。
　看護職の場合、勤務間インターバルを確保する方法としては、勤務表

作成時点で勤務間隔を11時間以上確保できるように編成するのが一般的で、勤務計画作成基準にルール化している病院もあります。ただ、3交代制における「日勤→深夜勤」の勤務間隔の詰まったシフトの場合、日勤終了後に残業があると仮眠も取れずに再度出勤するケースがあります。日本看護協会の調査によると、3交代制の施設のうち勤務間インターバルを「11時間以上空ける」ことを実行できている病院は44％というのが実情です。勤務間インターバルを11時間とルール化した場合、たとえば、前日の時間外労働等により、9時間の勤務間インターバルしか確保できないときの対策として次のような方法が考えられます。

①始業時刻の繰り下げ

翌日の始業を3時間繰り下げて、終業時刻も2時間繰り下げます（所定労働時間に変更なし）。どの施設も就業時間の繰上げ・繰下げ条項として就業規則で規定していると思いますが、帰るのが2時間遅くなるため嫌がる職員が多いものと思われます。

②2時間の時間単位年休を与える

始業時刻から2時間の時間単位年休を付与し、終業時刻はそのままにします（所定労働時間より2時間減）。給与の減額もないため職員には①よりは好まれると思います。

（2）夜勤時間の短縮の課題を克服できるか

日本看護協会が提案する夜勤負担の軽減策の「勤務拘束時間13時間以内とする」とは、「12時間夜勤」など夜勤時間を短縮することです。同協会の2019年の調査では、2交代制勤務を実施している施設のうち、夜勤の拘束時間を13時間以内とすることに取り組む予定がない施設が48.8％と、5年前の調査から導入が進んでいません。逆に言えば、半数の施設では可能であれば夜勤時間の短縮に取り組みたいと考えていることになります。夜勤時間短縮の取り組みが進まない背景の1つに、長時間の日勤（長日勤）があります。これについては、短時間夜勤の導入にいち早く取り組んだ済生会病院を例にとってみましょう。

筆者は以前、同じ関東地方の済生会病院のなかで、12時間夜勤の導入を断念した施設と、13時間夜勤を3年で定着させた施設の両方の看護部長に取材をしたことがあります。

　前者が取り組んだ「12時間夜勤」は、新たに救急病棟を開設して試験的に導入し、3年間実施しました。勤務の組み合わせは、12時間夜勤＋12時間日勤（8：30〜21：30の長日勤）です。職員アンケートの結果、12時間の長日勤については、「時間に帰れないことがあり体がつらい」「ロング日勤帯の入院が多いので負担が大きい」「遅出、夜勤の人数を増やしてほしい」「夜勤手当が減るのは困る」「育児短時間勤務の利用者は配置できない」など、軒並み不評で課題が多くあげられました。

　対して後者は、「看護職が長く働ける勤務体制をなんとしても構築する」と、16時間夜勤体制に看護職員のだれも不満がなかったなかで改革を断行し、13時間夜勤を定着させたケースです。夜勤は「16時間夜勤」と「13時間夜勤」選択制を導入し、3年かけて看護職の8割が13時間夜勤を選ぶ体制をつくりあげました。基本シフトは、16時間夜勤の場合は「月4回＋日勤」、13時間夜勤の場合は「月4回＋長日勤4回（または遅日勤4回＋日勤）」というパターンで、この場合は、夜勤は20：00〜9：00、長日勤は8：30〜20：30としました。

　この病院では、経営戦略として13時間夜勤の定着化を図り、長日勤も遅日勤も日勤終了時間の17：30以降の勤務に特別手当をつけて、夜勤手当減収分を補てんし、16時間夜勤と同額としました。また、不慣れな新人を13時間夜勤からスタートさせたのも、13時間夜勤の定着に寄与しました。

（3）夜勤免除は一定の条件をつけることで「公平感」を担保する

　看護師の雇用形態は「勤務制限のない常勤」か「勤務制限のあるパート」の二者択一というのが昔からの慣例です。いわゆる「夜勤ができないならパート」を看護師の勤務条件にせざるを得ない病院はまだまだ多いのが実情です。しかし、働きやすい職場づくりのためにワーク・ライ

フ・バランスは避けては通れない課題です。そこで、夜勤免除の「日勤常勤」を導入している病院の事例から、どのように「公平感」を担保すべきかを考えてみましょう。

看護師の求人広告でよく見る「日勤常勤」「日勤専従」のなかには、妊産婦の深夜業の制限（労働基準法第66条３項）、小学校入学前の子を養育する労働者からの請求による深夜業の制限（育児・介護休業法第19条）に基づいた措置のことを表しているケースもあり、必ずしも法律を上まわる独自の免除制度を導入しているとはかぎりません。

日勤常勤を認めている病院の多くは、一定の条件をつけることで勤務制限なく働く職員との公平感を担保しています。たとえば、看護師全員を対象に夜勤免除を導入しているある病院では、次のような免除の基準を院内ルールとして定めています。

・**未就学児がいる職員は夜勤免除**
・**就学児童がいる職員は月２回夜勤を行う**

夜勤免除は法律に基づく措置として、夜勤回数の軽減は病院独自の措置として、一定の「公平感」を担保しています。この病院は育児世代が全看護師の６割を占めており、育児世代の看護師のニーズを満たすさまざまな施策を講ずることで看護配置基準の２〜３割増しの人員を確保しています。

ほかにも次のような条件を設けている病院があります。

・**採用時に希望すれば日勤常勤を認めるが、配置は外来のみに限定**
・**日勤専従を認める代わりに、原則土・日・祝日の出勤を条件とする**
・**50歳以上の看護師を対象に、希望者に日勤常勤を適用する**
・**看護師・准看護師は夜勤を行うことを採用条件とするが、看護補助者は夜勤免除あり**

「夜勤をしない正職員」と「夜勤負担のある正職員」との間の納得感ある処遇のあり方も課題の１つです。どのような条件なら職員が「公平」と感じるかは職場風土にもよるため、事務部門を交えてよく話し合って検討するとよいでしょう。

9 パートの「夜勤専従」を採用するときの 4つのリスク対策

 夜勤帯の人員配置を手厚くするため、夜勤専従者の採用を検討中です。非常勤パートとして夜勤専従者を採用する場合、業務内容や報酬面、健康リスクの問題など、どのように留意すればよいでしょうか（200床未満、ケアミックス）。

 専業で働くのか、副業として働くのかでリスクは異なる

　夜勤専従は非常勤パートとして採用する病院が多いのですが、交代制勤務で働く常勤看護師が期間限定で夜勤専従勤務を行うケースもあります。夜勤専従について労働基準法に規定はなく、交代制勤務に就く常勤職員と同様に、変形労働時間制の1カ月の労働時間の上限（30日の月なら171.4時間）を超えないようにシフトを組みます。

　他方、診療報酬上の夜勤専従者の夜勤時間数について現在では規制がなく、日本看護協会がガイドラインで「上限144時間」を維持しているのみです。そのため、144時間を意識しつつ、本人の希望と人員体制により月9～10回程度行ってもらうという病院も少なくなく、「夜勤を7回以上行うと手当がアップする」という病院もあります。

　また、パートの夜勤専従者のWワークによる「健康リスク」の問題も無視できません。たとえば、平日はA病院で外来の日勤専従で働いている看護師が、土・日はB病院で16時間勤務の夜勤で働くケースが実際にあります。この看護師が疲労等で倒れて心身に不調を来してしまった場合、本人の自主的な行動とはいえ、この看護師が平日にA病院で働いていることを承知のうえで雇用したB病院が使用者責任を負うリスクが高いのです。

　夜勤専従勤務を導入する際の労務管理上の留意点をあげておきます。

（１）健康管理に十分配慮する

労働安全衛生法に基づく「特定業務従事者の健康診断」（労働安全衛生規則45条）を実施します。夜勤専従業務に就く前の健診および６カ月以内ごとに１回の定期健康診断を確実に実施しましょう。

（２）夜勤時間帯の業務整理をする

パートで夜勤専従者を採用する場合は、担当業務の内容を整理しておかないと本人も同僚も混乱します。夜勤メンバーの構成上、夜勤専従者に業務や責任が集中しないよう配慮が必要です。准看護師、看護補助者との組み合わせのみでほかに看護師がいない場合などは問題があります。

（３）能力・経験を考慮する

任せる業務にもよりますが、夜勤業務が遂行可能な能力・経験があるかを判断します。部署への異動後間もない、経験年数が浅い、非常勤パートであるほどリスクは大きく、一緒に夜勤に就く同僚の負担になってしまっては専従者を導入する意味がありません。

（４）院内ルールを明確にする

夜勤専従を導入する際に院内ルールをつくらなかったために３年間も夜勤専従をやることになり、業務が一人前にできないまま続けていたことで結局は退職してしまったというケースが実際にあります。

常勤看護師が一定期間、夜勤専従勤務を行う場合も非常勤の夜勤専従者と同様に、夜勤時間数の上限144時間を適用します。そのうえで、夜勤専従勤務の期間と労働時間、休日、処遇（給与等）などを明確にルール化して就業規則に規定します。上限の144時間を適用すると、交代制勤務者よりも月の総労働時間が短くなり、休日数が多くなることを看護部内で周知しておくことです。そうでないと「あの人だけ休みが多い」と不満のもとになりますので、夜勤専従という勤務の特殊性を理解してもらう必要があります。

10 パートの看護師に夜勤を依頼する場合に注意すべき2つのリスク

 コロナ対応の影響による人員不足のため、急性期病棟の師長が日勤専従のパート看護師に4月に2回夜勤をさせたようです。事情を説明して本人の同意を得ていたようですが、この看護師の夜勤2回分の賃金をどのように考えればよいでしょうか（200床以上、ケアミックス）。

 同一労働同一賃金の問題も生じ得る

　パートの看護師が「残業なし」「夜勤なし」と個別の労働契約で合意している場合、所属長の独断で命じることはできませんが、やむを得ない場合に本人の「同意」を得られれば、残業も夜勤もさせることは可能です。注意すべきことは、日勤専従のパート職員が夜勤を行った場合の賃金計算の問題が生じる恐れがあるということです。

　病棟勤務の看護師や看護補助者などの交代制勤務者は、通常は1カ月単位の変形労働時間制を採用しているため、16時間拘束の夜勤の場合、法定労働時間の8時間を超えた以降の勤務でも時間外労働とはならず、深夜（22：00〜5：00）の割増分のみ加算します（通常は夜勤手当に含めて支給）。

　他方、就業規則に定めていないなど変形労働時間制の採用手続きを取っていない場合や、パート職員を変形労働時間制の対象者としていない場合、法定労働時間の8時間を超えた以降の勤務はすべて時間外労働となります。その時間が深夜の時間帯であれば、「時間外割増＋深夜割増」の5割増しの割増賃金を加算しなければなりません。フルタイムで働くパート職員に突発的に夜勤を依頼せざるを得ない場合、同一労働同一賃金の問題（番外編参照）も生じ得るので、看護部独自に判断するのではなく、事前に事務部門に確認しておくべきです。

●変形労働時間制の対象者のパート職員が夜勤を行った場合

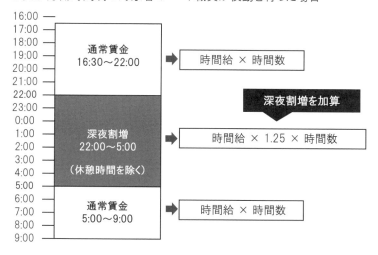

●変形労働時間制の対象者でないパート職員が夜勤を行った場合

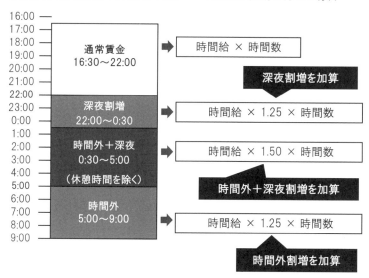

※夜勤勤務：16:30〜翌9:00、休憩120分（実働時間14時間30分）のケース

図表10　時間給のパート職員が突発的に夜勤を行った場合の賃金の考え方

11 交替制の夜勤とも当直とも違う「宿日直勤務」を理解しておこう

 宿日直の許可基準が見直されたようですが、具体的にどのように見直されたのでしょうか。当院は、宿日直の許可を受けているのかどうか定かではなく、当直を時間外労働で対応すればよいのか、宿日直勤務としてよいのか、よくわからないというのが正直なところです（200床未満、ケアミックス）。

A 70年ぶりに改正された宿日直許可基準の内容とは

2019年7月1日、厚生労働省は「医師、看護師等の宿日直許可基準について」という通達を発出し、医師、看護師に関する宿日直許可基準が70年ぶりに改定されました（**図表11**）。この通達は、現代の医療に合った内容に見直されたもので医師の働き方改革が克服課題の1つともなっていますが、看護職の管理当直にも関連するので、基本的なことは押さえておきましょう。

病院によっては、看護職が交替で行う「夜勤」も、労働基準法の許可が必要な「宿日直」もひっくるめて「当直」と呼んでいるケースがありますが、まずここが混乱のもとです。医師が交替で夜間や休日に行う当直や看護職等が行う管理当直は、労働基準法上の取り扱いが次の2つに分かれます。

①夜勤勤務とする　→　労働時間にカウントしなければならない
②宿日直勤務とする　→　労働時間にカウントしなくてもよい

医師の当直に関して、「宿日直勤務」として扱えるか否かが常に問題視されてきました。当直のような待機時間は原則「手待時間」として労働時間とみなされますが、労働基準法41条に定められた「宿日直勤務」

として労働基準監督署長の許可を受ければ労働時間規制の適用除外となり、労働時間にはカウントされません。賃金も平均的な日額の３分の１程度の宿日直手当のみでよいとされています。ただし、常態としてほとんど労働しない"寝当直"であることが要件とされます。

　他方、救命救急センターなど、ほぼ一晩中実働している場合はもちろん、二次救急でも搬送件数によってはほとんど日中の勤務と変わらない状況にある場合、宿日直勤務の許可を得られないため、交替制の「夜勤」、または日勤から引き続く時間外労働として取り扱わざるを得ません。医師の当直は通常15時間程度ですが、当直時間すべてを労働時間にカウントするため、勤務医の場合は月の時間外労働が150時間や200時間を超えてしまう実態があります。

　さらに、当直の問題は"グレーゾーン"が多いことです。宿日直の許可を取っているが、患者対応が比較的多く、実態として許可基準を満たしていない、あるいは二次救急の輪番日など日によって満たさないことがあるなどのケースです。逆に、療養型病院や精神科病院などでは、実態は"寝当直"そのものであるのに、そもそも宿日直勤務の許可を取っていないケースも散見されます。

　この改定は、このグレーゾーンの病院にとって、宿日直勤務として取り扱えるかどうかをより判断しやすくなったといえます。

宿日直中の業務の内容が例示され
「病棟のみ」など限定許可が可能に

　宿日直については、許可基準が緩いと、日中とほとんど変わらない勤務を行っているのに労働時間にカウントされない、逆に、基準が厳しいと、ほとんど寝当直なのに労働時間にカウントされてしまうという矛盾が生じます。現状の医療職場の実態からみて、昭和24年の従前の基準下では宿日直として許可されるケースは少なく、今回の改定により、医療が高度化した現代の医療職場の実態に合わせて宿日直の解釈の明確化が図られました。

まず、医師・看護師については、一般的な宿日直の要件を満たしていることを前提に、宿直の場合は夜間に十分な睡眠が取り得ること。そして、業務の内容等について従前の許可基準から変わった点が大きく2つあります。

　1つは、許可要件である**「特殊の措置を必要としない軽度の又は短時間の業務」**の内容が、現代の医療職場の実態を踏まえて具体的に例示されたことです。「病室の定時巡回、異常患者の医師への報告、あるいは少数の要注意患者の定時検脈、検温等特殊の措置を必要としない軽度の、又は短時間の業務に限る」という、従前の要件からより現代医療の実態に即した内容に変更されました。

　もう1つは、これまでの病院や診療所など事業場単位での許可ではなく、**診療科、職種、時間帯、業務の種類等、限定的に許可を得られるよう**になったことです。ですからたとえば、医師について救急搬送の少ない深夜の時間帯のみ許可を得る、あるいは外来の患者対応は許可基準に該当しないが、病棟の宿日直業務のみに限定して許可されるということが可能となります。

　ただし、通達の許可要件2にある、「宿日直中に、医師が突発的な応急患者の診療・入院、患者の死亡、出産等に対応すること、看護師等が医師に指示された処置を行うこと等が稀にあったとしても、常態としてほとんど労働することがない勤務であり、夜間に十分な睡眠がとり得るものであるかぎり、宿日直の許可を取り消す必要はない」という部分の"稀"の頻度と回数について注意が必要です。こうした患者対応が、たとえば月4回の宿直中に1回しかないのと、処置時間は1回30分から1時間程度だが毎回必ずあるのとでは判断基準が異なり、監督署により判断が必ずしも統一されているわけではありません。

　以上のことから、自院での当直の取り扱いを検討する場合、そもそも従前の宿日直の許可を得ているかどうかを確認してください。そして、新たに許可を取る場合は、宿日直勤務に該当しそうかどうかを確認したうえで、通常勤務に近いような状況であれば、交替制の夜勤とするか、

勤務医ではなく非常勤の医師に当直を委託する体制に切り替えていくなどの措置を検討すべきでしょう。

---

(1) 通常の勤務時間の拘束から完全に解放された後のものであること
　　※始業・終業時刻に密着して行う短時間（4時間未満）の日直業務は許可対象外
(2) 夜間に十分な睡眠がとり得ること
　　※ベッド・寝具など睡眠が可能な設備がある
(3) 宿日直中に従事する業務は、通常業務とは異なる、軽度または短時間の業務であること
(4) 救急患者の診察等通常業務と同態様の業務が発生することはあっても、まれである
(5) 宿日直の回数が、原則として宿直は週1回、日直は月1回以内であること
(6) 宿日直手当の額が同種の業務に従事する労働者の1人1日平均額の3分の1以上であること

(3)(4)の勤務態様について、具体的には以下のとおり。
・医師が、少数の要注意患者の状態の変動に対応するため、問診等による診察等（軽度の処置を含む）や、看護師等に対する指示、確認を行うこと
・医師が、外来患者の来院が通常想定されない休日・夜間（例えば非輪番日など）において、少数の軽症の外来患者や、かかりつけ患者の状態の変動に対応するため、問診等による診察等や、看護師等に対する指示、確認を行うこと

　宿日直中に、通常勤務と同態様の業務（例えば、突発的な事故による応急患者の診療または入院、患者の死亡、出産等への対応）がまれにあったとしても、一般的にみて、常態としてほとんど労働することがない勤務と認められれば、宿日直の許可は可能である。

　宿日直の許可は、一つの病院、診療所等において、所属診療科、職種、時間帯、業務の種類等を限って与えることができる。

※断続的な宿日直の一般的許可基準（昭和22年発基17号）と「医師、看護師等の宿日直許可基準について」（令和元年基発0701第8号）をまとめて整理したもの

図表11　「医師、看護師等の宿日直許可基準について」

12 「管理当直」も「看護研究」も 労働時間にカウントすべき実態が多い

 ①外来の夜勤を看護師と師長が交代で行っていますが、看護師は2交代の夜勤、師長は宿日直扱いです。救急搬送もありますが、深夜の患者はほとんどいません。看護師と師長はほとんど同じ業務なのですが、この場合、師長も夜勤にしたほうがよいでしょうか（200床以上、ケアミックス）。

②当院では、勤務終了後に集まって看護研究をやっています。研究は順番に持ち回りで、1回やれば数年はやらなくてもすみます。看護研究も労働時間に当たると思うのですが、勤務中にできる時間はまったくありません……（200床以上、急性期）。

A 管理当直は、宿日直勤務ではなく 「夜勤」に移行すべき場面が多い

まず勘違いしてはいけないのが、労働基準法41条に規定する「管理監督者」が労基法に基づく宿日直勤務を行う場合であっても、宿日直の許可は必要ですし、許可要件も基本的には変わりません。

前項の新基準では、宿日直中に看護職員が行える「軽度の短時間の業務」について、従前の「病室の定時巡回、患者の状態の変動の医師への報告、少数の要注意患者の定時検脈、検温を行うこと」に加えて、「外来患者の来院が通常想定されない休日・夜間（例えば非輪番日であるなど）において、少数の軽症の外来患者や、かかりつけ患者の状態の変動に対応するため、問診等を行うことや、医師に対する報告を行うこと」が追加されました。

医師の業務内容の改定に伴い看護職員の業務内容も多少緩和されましたが、「通常の勤務時間の拘束から完全に解放されていること」「夜間に十分な睡眠が取れること」という要件は厳守です。この点がクリアできないようであれば、師長も夜勤として取り扱うのが適当でしょう。

そもそも看護管理者の管理当直は、管理業務、スタッフの指揮監督のほか、救急外来の診療支援や患者の親族への対応、当直医師の補助など、人員不足を補う労働力になっているという話は昔からよく聞きます。人員配置や業務量を見直してもなお十分な睡眠が取れないような状況であれば、宿日直勤務から夜勤への移行が必要です。

看護研究は、「自主的」でない以上は労働時間にカウントすべき

　看護研究は「勤務時間外で、業務外として行うもの」というのが看護職のなかでの"常識"ではないでしょうか。時間外で行った場合に残業手当を支払う施設もありますが、稀です。一般的に「自主的に」行う研鑽や研究は労働時間とみなされませんが、業務関連性や指揮命令の有無により労働時間とされ、**「看護研究は看護業務の一環であり、施設内で行えば労働時間である」** とされた地裁判決もあります。

　2019年7月に改定された宿日直許可基準の通達と同時に、「医師の研鑽に係る労働時間に関する考え方について」（令和元年7月1日基発0701第9号）が発出されました。医師の研鑽について、前提として、「所定労働時間内において、医師が、使用者に指示された勤務場所（院内等）において研鑽を行う場合については、当該研鑽に係る時間は、当然に労働時間となる」としています。

　さらに、何が労働時間に該当するのかという考え方を明確にするとともに、「労働に該当しない研鑽を行う場合は上司に申し出ること」などの手続きのほか、「院内に勤務場所とは別の場所を設けること」「白衣を着用せずに行うこと」と環境づくりにまで言及しています。働き方改革関連法は、「勤務実態の把握」など適切な労働時間管理を求めており、医師の研鑽に関する通達もその一環です。

　看護研究は「自主的な研鑽」とはいえません。行う時間帯や「持ち回り制」も含めて、看護研究のあり方を見直す時期ではないでしょうか。

Column 1

看護職のタスク・シフト／シェア①
看護補助者との適切な役割分担が医師のサポートにも

　医師の働き方改革を推進するための重要な取組課題でもある「タスク・シフト／シェア」は、人材確保の観点から必要なものです。2040年に必要な医療・福祉の就業者数は1,070万人、その時点で確保が見込まれているのは974万人で、96万人が不足すると推計されるなか（2022年版の厚生労働白書）、医療・看護・介護ケアのニーズは増大が見込まれています。

　医師業務のタスク・シフティング先の中心は看護師となりますが、その根拠の１つが医療行為の内容です。「医師の働き方改革を進めるためのタスク・シフト／シェアの推進に関する検討会」（厚生労働省）において、現行制度に適応できるタスク・シフト／シェアの候補として提案された193の医療行為の中で、シフト＆シェア先が看護師となっているのは78業務、約４割を占めています。

　また、医療知識と知見の有無も問題となります。たとえば、医師事務作業補助者は業務範囲が限られていることに加えて、彼らのすべてが専門的な医療知識をもっているわけではなく、医療用語に精通しているわけでもありません。「基本的な医療知識と知見」をもち、患者の状態を把握している職種といえば、病院内では医師に次ぐのが看護師です。

　そうしたことからも、医師の業務を看護師にシフティングし、看護師の業務を看護助手などにシフティングすることで、医師の働き方改革は進めやすくなります。ただし、医師業務のシフティングも、看護師業務のシフティングも、結果的に「残業がシフトするだけ」では意味がありません。タスク・シフト／シェアを推進するためにはいくつか課題があります。

・タスク・シフト／シェアや職種間の業務分担の見直しに当たっては、

法令で示されている各職種の業務内容や業務範囲、指示のあり方等を守る必要があること。

・病院は専門職が多いうえに、学んできた道のりやキャリアもさまざまであるところに多職種連携の難しさがあり、職場感のコミュニケーションが重要であること。

・医師のタスク・シフティングを推進する前提として、看護師等医療スタッフ間の業務分担が進んでいない状況下ではかえって混乱するため、看護部内でのシフティング、看護部と他職種のシフト＆シェアを進める必要があること。

看護業務のタスク・シフト／シェアには次の3つが考えられます。

①看護師　→　看護補助者（看護助手）

看護補助者への業務移管については、日本看護協会のガイドライン（図表）にも詳細な基準が示されていますが、実際の看護現場では補助者の業務が整理されていないなど、効率的に業務分担ができていないケースが少なくありません。また、人員不足が最大の課題としてあります。

②看護師　→　看護クラーク

看護部の事務的作業を担う看護クラークは、診療・看護記録に関する診療録、書類・帳票類等の管理、患者案内のほか、年休管理など業務は多岐にわたります。しかし、クラーク業務を整理できている病院は多くはなく、事務部門が出向の形で"お手伝い"しているケースが多いようですが、クラークとして中途採用している病院もあります。

③看護師　→　他職種

看護師から他職種へのタスク・シフト／シェアは簡単ではありません。法的な問題以上に、職種間コミュニケーションが重要になってくるからです。研修や会議等を通して多職種が意見交換できる場も設けるなど、多職種がお互いの職種を理解し合える環境づくりも必要です。

■看護補助者の業務内容

業務区分	業務内容
生活環境に関わる業務	○病床および病床周辺の清掃・整頓 ・ベッド周囲の清掃、整頓、洗浄、消毒、交換、点検 ・使用していない医療機器等の清掃・整頓・点検等 ・病棟の処置室、器材庫等の整理整頓 ○病室環境の調整 ・温度、湿度、採光、換気など ○シーツ交換やベッドメーキング ・退院後、空床、離床可能な人 ○リネン類の管理 ・寝具、リネン類の請求、補充、整理整頓 ・汚染した寝具、リネン類の片付け
日常生活に関わる業務	○食事に関する世話 ○身体の清潔に関する世話 ○排泄に関する世話 ○安全・安楽に関する世話 ○移動・移送に関する世話
診療に関わる周辺業務	○処置・検査等の伝票類の準備、整備 ○診療に必要な書類の整備・補充 ○診療に必要な器械・器具等の準備、片付け ○診療材料の補充・整理 ○入退院・転出入に関する業務

> 看護師の的確な判断が必要な「日常生活にかかわる業務」は補助者への委譲が難しい

■看護補助者の業務内容【日常生活に関わる業務の詳細】

業務内容	対象者の状態像
入院、検査、病棟移動のための搬送	・自力で移乗できる ・自力で移乗できない場合は車椅子の移乗は看護職が行う ・輸液ポンプ、シリンジポンプを使用していない ・経鼻カニューレでの酸素投与は可
見守り	・点滴、医療機器の使用、酸素投与がない
食事介助	・嚥下障害がない
口腔ケア	・自力で座位を保てない場合にはポジショニングは看護職が行う
シャワー、入浴介助	・麻酔がない ・自力での移動が可能 ・点滴、医療機器の使用、酸素投与がない
洗髪	・一部介助や見守りで自力での移動が可能 ・鼻カニューレでの酸素投与は可
手浴、足浴、温罨法、冷罨法、洗面と整容	・感覚障害がない
清拭、寝衣交換、おむつ交換、体位交換、排泄介助（トイレ、ポータブルトイレ、便器、尿器）	・麻酔がない ・点滴、医療機器の使用、酸素投与がない ・一部介助や見守りで自力での体位変換が可能
配下膳	・食前の採血、内服薬、インスリン投与がない

※日本看護協会「看護チームにおける看護師・准看護師及び看護補助者の業務のあり方に関するガイドライン及び活用ガイド」

第 2 章

スタッフ・マネジメント

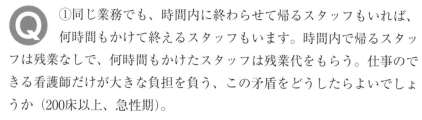

1 「1年生」の残業は否定しない
新人マネジメントのツボ

①同じ業務でも、時間内に終わらせて帰るスタッフもいれば、何時間もかけて終えるスタッフもいます。時間内で帰るスタッフは残業なしで、何時間もかけたスタッフは残業代をもらう。仕事のできる看護師だけが大きな負担を負う、この矛盾をどうしたらよいでしょうか（200床以上、急性期）。

②4月に新卒学生が入職する予定ですが、コロナの影響で実習にほとんど行けなかったことで不安を抱えている学生が多いと聞きます。指導方法や新人研修などでどのような配慮が必要でしょうか（200床以上、ケアミックス）。

A 「1年生」の残業は否定しない、もっと寛容であるべき

　師長さんたちに問いかけられて、私が答えに窮するのが①の質問です。個人の能力差と残業の関係は、労務マネジメントのなかでも悩ましい問題の1つです。似たような問いはほかにもあります。

・情報収集や記録の時間には個人差があります。本人の能力が劣るために残業になったのに、労働時間に含めなくてはならないのでしょうか？
・入職して間もないスタッフや新人など、残業をどこまで認めてよいものか困難なことがある
・時間外をつける基準があいまいで、師長によって個人差がある。院内のルールを決めて！

　「1年生は残業申請禁止！」がローカルルールというのは時代錯誤もいいところですが、残念ながら実態としてまだ散見されます。ある看護

学校で、卒後1年目の看護師にアンケート調査をしたころ（**図表12**）、「1年目なのに残業申請するの？と先輩に嫌味を言われ、とても時間外申請書を出せる雰囲気ではない」という回答がつい最近もありました。「1年生には定時に帰らせる」ことを方針としている病院も多いなかにあってです。

　一般的に、看護職場で新人の残業要因といわれるのは、「記録」「1日の復習」「学習時間」です。「記録」はともかく、復習や学習は「業務か否か」という問題が残るため、「業務」と認めるのであれば一定の時間内で行うなど、ルールづくりが必要です。最近は少なくなったようですが新人の"がむしゃら残業"は医療従事者であるかぎり必ずしも悪いわけではありませんが、遅くまで残るのを奨励すれば職場風紀が乱れます。上司が仕事や学習の進捗を管理し、アドバイスを行うサポートが欠かせません。

　新人の残業にはもっと寛容であるべきです。記録にかかる時間は慣れていくうちに短縮できます。復習や学習も2年目になればそこまでの時間はかからないでしょう。注意したいのは、「通常の業務で残業が多くなっていないか」ということです。新人看護師に一番重要な学習時間に時間をかけることができず、忙しく毎日が過ぎていくため経験値が溜まっていかない。その結果、「仕事ができない」というレッテルを貼られてしまい、1年目で職場を去っていく……。この場合、職場の業務改善レベルでは解決しません。組織をあげて人員確保に努める必要があります。

　他方、中途採用の新人について「経験者なのに仕事ができない者の残業を認めるのか」という意見は非常に多いです。しかし、対応の仕方は基本的に「1年生」と大して変わりはなく、業務である以上残業になり、業務遂行の仕方に問題があれば注意・指導を繰り返すしかありません。

「できない」のが当たり前の認識でより寛容に、ゆっくりと指導

　新型コロナウイルス感染症の影響で、看護学生の臨地実習が相次いで中止され、実習不足のまま医療職場に立たざるを得ない学生の苦境が2021年当初は新聞などマスコミでも報道されました。臨地実習は4年間で23単位取得する必要がある重要なプログラムですが、臨地実習に行けていないことで、実践量や応用力の不足が懸念され、それが看護学生の不安感を助長したといいます。

　臨地実習ができなかったことを不安に思い、引け目に感じている学生が多いことはたしかです。実際に職場に出てみて、臨地実習でしか経験できない対患者、対医療者とのコミュニケーションを築くことにも多少時間を要するかもしれません。以前、広島大学が行った新人看護師の看護実践技術力に関する調査によると、**新卒看護師の技術力は「臨床職場が求めるレベルの5〜6割にすぎない」**ことが確認されました。コロナで実習不足の新卒看護師はなおさら「できない」のが当たり前という認識に立ち、例年より寛容に、ゆっくりと指導していく必要があるでしょう。

　また、臨地実習の機会不足により、看護職の離職の原因の1つである「リアリティ・ショック」も例年以上に指摘されています。リアリティ・ショックは就職から3カ月の間に起こりやすいといわれています。最も不安定なこの時期は、新人の到達度を確認しながら、技術の習得に時間をかけ、見守り、自信をもたせるように手厚い支援が例年以上に必要でしょう。

　こうしたことから、新卒学生に対する指導・教育には、本人と施設の状況に合わせて、次のような配慮が必要だと考えます。

●就職後の不安を払拭するために、より丁寧なオリエンテーションを行う

●実習に行けていない学生が多いことに配慮し、例年よりも細やかな新人教育プログラムを組む

●技術面だけでなく、看護専門職としての倫理観等に関する研修も例年以上に丁寧に行う

●少なくとも入職後３カ月間は「リアリティ・ショック」に配慮した丁寧な指導を心がける

●孤立しないよう、交流を意識したオリエンテーションや新人研修（多職種合同研修など）を行う

●１週間後、１カ月後など複数回にわたるきめ細かい面談で精神面のサポートを行う

●夜勤に入る時期を例年よりも遅らせる

◆人間関係、職場の雰囲気について
・指導内容が統一されていないため、いつも違うことを指導されて困っている
・本人がいるところで、本人に聞こえるように人のことをいう先輩がいて嫌だ
・"新人が休みを取りすぎ" など、病棟の暗黙のルールがわからない。声を大にしていってくれたほうがわかりやりやすい
・あいさつをしても無視される
・仕事に必要なことは丁寧に教えてほしい。聞きやすい雰囲気をつくってほしい
・落ち着いた雰囲気の中で指導してもらえると頭に入りやすい
・相談できる体制を整えてほしい。プリセプターには相談しにくいこともある

◆時間外勤務について
・マンパワーが不足しているのに受け持つ患者数が多くて大変
・入職前は、時間外が多いとは聞いてなかった
・夜勤の時に休憩が取れないことが多い
・連日、記録を終えて帰るのが 21 時、22 時ごろになる
・休日の研修や勉強会に出席しているが、時間外手当も休日の変更（振り替え）もない
・残業をしても時間外申請は１度も出したことがない（というか出せない雰囲気）
・時間外申請を書く場所がスタッフのだれでも見られる場所にあるので、「１年目なのに」と嫌味をいわれることがあって書けない

図表12　卒後１年目の新人ナースが困っていること（ある看護学校のアンケート調査より）

2 相談相手は専任、指導はチームで、それが今の新人教育体制の主流

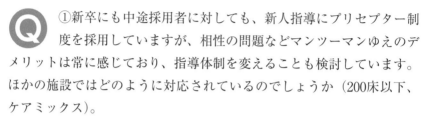

Q ①新卒にも中途採用者に対しても、新人指導にプリセプター制度を採用していますが、相性の問題などマンツーマンゆえのデメリットは常に感じており、指導体制を変えることも検討しています。ほかの施設ではどのように対応されているのでしょうか（200床以下、ケアミックス）。

②当院の新人教育体制はしっかりとできていると自負していますが、スタッフが400人以上もいると、方針や指導が末端まで行き届かないのか、新人と先輩とのいざこざが絶えず、入職して数カ月で離職者続出……という病棟さえあり、頭を悩ませています（200床以上、急性期）。

 教える側も看護実践のリフレクションをとおして
学ぶ教育体制も

新人指導にプリセプター制度を取り入れている病院は多いと思いますが、マンツーマンゆえの弊害も多く、新人の離職理由になることさえあります。最近はプリセプター制度をとっていても、技術指導はチームで行い勤務を一緒にしない、生活面を含め決められた相談相手をプリセプターとしている施設が多いと聞きます。どちらかといえばチューター制度に近い指導方法ですが、実際、これまで筆者がサポートやヒアリングを行ってきた施設もそうしたところが多かったように思います。わかりやすい事例をいくつか紹介しましょう。

（1）プリセプター＋メンター

業務指導をするプリセプターと相談相手となるメンターをそれぞれ別の先輩職員が担当する。プリセプターは仕事の能力優先で人選し、メンターは人柄を第一に3、4年目の職員もしくは経験豊富なベテランから人選する。業務指導はプリセプターと新人育成委員会が連動して指導に

あたり、プリセプター自身の精神的負担の軽減も図っている（200床以上、民間病院）。

（2）プリセプターは精神面をサポート

新人の配属後１年間はプリセプターが相談相手となって生活面のアドバイスや精神面をサポートする。知識や技術面は新人教育担当責任者が中心となり、病棟スタッフ全員でサポートする。２年目以降は、看護部が独自に作成したクリニカルラダーを活用して１年間の目標とその後のキャリアプランの設計を促している（200床以上、大学病院）。

（3）業務指導はチーム全員で

プリセプターは新人のメンタル面のみをサポートする相談相手。業務はチームでの指導体制をとり、病棟ごとにチェックシートを活用して指導する。新人がやるべき業務をナースステーションのテーブルや壁に張り出すなど病棟ごとに工夫している（200床以下、民間病院）。

チーム全員で指導する場合に注意したいのが、**「指導内容が統一されていないため、いつも違う指導をされて困る」**と新人に言われないよう、**指導内容を徹底して標準化しておくこと**です。

また、大学病院をはじめ、済生会病院や日赤病院などで実践されている「屋根瓦式教育体制」のように、教わる側だけでなく、教える側も自らの看護実践へのリフレクションをとおして学ぶことで、看護職員全体の能力向上につなげる教育体制をとっているケースも多くみられます。

１対１の人間関係をどう指導する？
新人に使ってはいけない「禁句集」

どんなに優れた教育体制があっても、１対１の人間関係は別物です。看護部長や病棟師長が注意・指導をしても、見えないところで"事"は起こります。新人看護師がどんなことで困っているのかはなかなか見え

てきません。

　前項で、ある看護学校で卒業生に行ったアンケート調査の結果を紹介しましたが、看護部内の人間関係についての困りごとは、民間病院でも大学病院でも大差はありません。新人看護師のこんな思いを先輩たちはおそらく知らないはずです。コロナ禍以前の平時の看護職場がこの状況ですから、コロナ禍で迎え入れる新卒者にはより配慮が必要でしょう。

　指導者が新人看護師に対して使ってはいけない禁句集を職場風土の改善につなげた事例を紹介します。4年ほど前、ある病院のナースステーションの「張り紙」がツイッターに投稿されて話題になりました（**図表13**）。看護職場の"縮図"ともいえる禁句集ですが、実に端的明瞭でユーモアあふれる"快作"です。パワハラの芽を摘むのにも役立つと思われます。職場風土にもよりますが、厚生労働省作成のパワハラ防止啓発ポスターの何倍も効果があるかもしれませんね。

　最後に、新人を迎え入れる先輩方にお伝えします。筆者がかつてサポートした看護部で、「新人時代に、どのようなときに先輩に声を掛けてもらったらうれしいか」とアンケートを取ったところ、多かった回答が次の3つです。

・困っているとき
・落ち込んでいるとき
・褒めてもらえたとき

新人さんに言ってはしてはいけない**禁句集**

【言葉】

＊「一回教えたやろ」と言わない

＊「できない」「できていない」を連呼しない

＊「また～。何度聞けばすむの」と言わない

＊「はぁ～？」と言わない

＊「仕事が遅い」と言わない

＊「役立たず」と言わない

＊「顔も見ず、わかった、わかった、はい、はい、はい」と言わない

＊「新人のくせに！！」と言わない

＊「あんた」と言わない

＊「他人の陰口（自分も言われている気がする）」を言わない

【態度】

＊「ため息」をつかない

＊「返事がない。無視！！」をしない

＊「舌打ち」をしない

＊「挨拶をしても返事がない」という態度をとらない

＊「いつも不機嫌な顔」をしない

※文言のみを忠実に再現したもの。実際の「張り紙」はイラスト入りでポップな印象

図表13　ある病院のナースステーションに掲示された「張り紙」

3 「仕事ができないスタッフ」には「定量化」して指示をすると効果的

 能力の劣るスタッフや、定時を過ぎてもダラダラと残っているスタッフに、「時間内に終える意識」をもたせるにはどうすればよいでしょうか（200床以上、急性期）。

A 師長など中間管理職が
プレイヤーとしてがんばり過ぎないこと

同じような質問に対して、第1章では残業許可制の重要性と実効性のある運用のポイントについて取り上げました。ここでは視点を変えて、「仕事の割り振り方」「指示の出し方」について考えてみましょう。

病院の場合、看護師長や主任看護師などの中間管理職が"プレイングマネジャー"としてがんばり過ぎているケースが多いように感じます。管理職自身がプレイヤーとして多忙なため、「スタッフのマネジメントを考えている余裕なんてない」と師長たちから言われることもあります。人員不足の職場や急性期病院ほどその傾向はあるかもしれませんが、「自分が休んでも業務が回るような仕組みをつくること」が管理職の本来の役割です。

たとえば、主任はマネジメントの視点をもちながら、一般のスタッフと同じように患者のケアにも当たるため、師長に比べればよりプレイヤーとしての働き方が求められます。「最善のケア」を提供できる環境づくりのマネジメントは必要ですが、そのためにはスタッフのマネジメントが非常に重要です。

「師長の残業は師長にしかできない業務を優先し、ほかのスタッフでもできる業務はできるだけ委譲するようにしている」という師長さんもいます。中間管理職がプレイヤーとして"がんばり過ぎない"ことを、もっと考えてよいのではないかと思います。

能力の劣るスタッフに指示するときは、「何をしてほしいか」「何に使用するか」「どのくらいで終えてほしいか」と、目的や期限・時間を明確にすることが必要です。そうすることで「時間内に終える意識」をもたせることができます。

　「何がゴールなのか」がスタッフに伝わらないまま仕事に取り掛かると、何度もやり直させることになりかねません。指示されたほうもゴールが不明瞭だったり、「この仕事は本当に必要なの？」と感じながら仕事をするとストレスが溜まるだけです。そもそも、やらなくてもよいことに時間をかけるほどムダなことはありません。

　逆に、「前残業」でよくあるケースですが、今やらなくてもよい点滴準備や薬剤準備などを自主的にやっているスタッフには、「いつやればよいか」の指示を徹底したほうがよいでしょう。

　時間の目安は、いつまでに終えれば業務に支障がないのかを見据えたうえで、指示を出す必要があります。「今日中に」「できるだけ早く」という指示はあいまいかつ主観的です。**残業の指示を出すときも「１時間以内に」と目標値を定量化して伝えてあげれば、スタッフは「何を」「どこまで」やればよいのか客観的に把握できます。**こうした指示の出し方は、新人や仕事の遅いスタッフには欠かせません。

　注意したいのは、残業指示をする場合に「その仕事は30分以内で終えて」と指示するのと、「30分以上は認めない」（超えた場合は残業代を支払わない）と制限するのとでは意味合いが違うということです。指示した時間を超えてしまった場合は、仕事量の見積もりを誤ったのか、指示されたスタッフの資質の問題か（そもそも人選ミスか）などをしっかりと検証し、以後の改善につなげていくとよいでしょう。

4 報告や説明するときも定量化して伝えることで仕事の効率は高まる

 時間外をつける基準が部署によりあいまいで、個人差があります。仕事の指示の出し方も人により違い、わかりにくいと、スタッフから不満が出ていて対処に困っています（200床以上、ケアミックス）。

 看護部長や事務部門への説明も定量化して伝える

スタッフに指示するときと同じように、看護部長や事務部門に職場の状況を説明するときも、定量化して伝えるとより効果的です。たとえば、こんなやり取りがあります。

看護師長：「とにかく業務量が多過ぎて、いっぱいいっぱいです。これ以上仕事を増やさないでください。それか人を増やしてください」
看護部長：「いっぱいいっぱいって、どのくらい？」
看護師長：「とにかく、大変なんです！」

これでは職場の大変さはうまく伝わらないため、看護部長も事務部門や上層部に説明できません。事務部門に人員の補充を依頼する場合は、育児短時間勤務や日勤専従者の増加などによる欠員状況を明らかにし、何人必要なのかエビデンスを数値で示して説明しないとなかなか理解は得られません。同時期に複数の育児休業者がいる場合でも、「育休が増えて何人も欠員です！」という状況を、人事に客観的に提示します。10年前と現在の同じ月の病棟勤務表を対比し、育休や短時間勤務による欠員状況を調べると危機的な問題が浮き彫りになる可能性もあります。こうした危機的状況をまとめた数値データを人事責任者に提示することで

す。

　仕事の所要時間は、その業務が「突発的業務」か「ルーチンワーク」か区別して見積もります。突発的業務なら所要時間を記録して「以前この業務に1時間かかった」かを判断し、ルーチンワークならオペレーションや報告業務などスタッフ全員の所要時間を毎回記録して、標準的な所要時間を見積もります。仕事の所要時間を見積もる作業は容易ではありませんが、仕事の割り振りや的確な指示出しには必要な作業です。1つの業務に、だれが、どのくらいの時間をかけているのかを客観的に把握します。「情報収集も記録も能力差で所要時間は違う」のは当たり前ですが、その違いを数値で把握すると、より的確な仕事の割り振りができるようになります。

ルーチンワークの報連相も
定量化と「ルール」があるとムダが省ける

　報告や連絡業務を効率化して業務改善に努めている、あるリハビリテーション病院の事例を紹介しましょう。この病院では、廃止すべき業務、回数や時間・期間を短縮すべき業務、内容を簡便化すべき業務を、部署ごとに提案してもらい、病院として採択した案件を一覧にして全職員に配布し、業務改善を促すことで、「業務の適正化」を図っています。

　たとえば、セラピスト部門で採択した事項に、「報告・連絡・相談の時間の徹底を図る」という提案がありました。これは、報告・連絡・相談をする際は、「最初に件名を伝える」こと、そのうえで「報告・連絡は3分以内」「相談は5～10分」とすること、さらに「フィードバックは15分以内」を徹底するというローカルルールです。お互いに時間を確認し、終了時刻を言ってから「報連相」を始めるそうです。人に伝える能力（および受け止める能力）には個人差がありますが、**報連相はスキルではなく「習慣」です。その習慣をチームに根づかせるためには、一定のルールと管理職のしつこさが必要です。**こうしたことの積み重ねが「時間内に仕事を終える意識」の醸成にもつながります。

5 「できるスタッフをつぶさない」マネジメントのツボ1

 能力の高い、仕事のできる中堅スタッフが先日退職し、病棟は大きな痛手です。理由ははっきりしませんが、忙しい病院なので、業務負担が原因かもしれません。能力の差で不公平感が出ないような施策もそうですが、職務意識が高い、できるスタッフの離職を止める策は何かないでしょうか（200床未満、急性期）。

A ハイパフォーマーのノウハウをチーム全体に広めてスタッフの底上げを

　「できるスタッフ」のモチベーションを上げることは非常に重要なマネジメントです。人事考課で高い評価を与える、特別な手当てを支給するといったインセンティブも有効な施策の1つではあります。

　ただし、仕事ができるスタッフを重用しすぎると、短期的な効果は望めても、チームとして長期的に見るとむしろマイナスかもしれません。**仕事ができるハイパフォーマーのノウハウをチーム全体に広めてスタッフ全員の能力の底上げを図るほうがよいチームづくりができます。**看護記録1つ取っても、素早く記録できる人はどんな記録のつけ方をしているのか、「あの人を見習って」と上司が口頭で言うよりも、記録の早い人に委員会等でスタッフの前で発表してもらうほうが効果的かもしれません。

　ある大学病院の師長と話したとき、「看護という仕事は1人の優秀なプレイヤーがいても成り立ちません。チームとしてどれだけ質の高いケアが提供できるかをマネジメントしなくては」とおっしゃっていました。

　能力が劣るからといって、初めから仕事を与えないでいると、そのしわ寄せはほかのスタッフが被ることになります。**できる人がどんどん仕事をさばいてくれると、みんながんばって仕事をしなくてよい環境が**

生まれてしまいます。まずは「やらせてみる」こと。そのためにも、的確な仕事の割り振りと指示が大事なのです。

仕事のできるハイパフォーマーの "容量" を空けておくことが大事

　仕事の割り振りを決める際に大事なのは、「できる人をつぶさない」ということです。これはスタッフ全員の能力の底上げを図っていくプロセスのなかで非常に重要な視点です。

　日々の業務に追われていると、日常的な残務も突発的な仕事も、ついつい同じスタッフに頼んでしまいがちです。しかし、頼みやすい人ばかりに仕事を頼んでいると、仕事ができる人でも残業時間は長くなります。仕事のできる人には、どんどん仕事が降ってくるものです。本人は意外に苦にしていないかもしれませんが、何かの拍子にふとわれに返り、モチベーションの糸がプツンと切れてしまうことがあります。これが怖いのです。いわゆる「燃え尽き症候群」と言われるものです。

　「適材適所」に仕事を割り振るためには、それなりの準備が必要です。章の前半で取り上げた業務量の定量化も大切な準備の１つです。

　能力の高い中堅どころの A さんに任せたい仕事がある場合に、面談をして A さんが今抱えている仕事をすべて洗い出しておきます。仕事を割り振ることで負荷が超過しそうであれば、A さん以外でもできる仕事をほかのスタッフにあらかじめ振り分けておきます。もちろん、ほかのスタッフの状況も把握しておく必要があります。こうして**新しい業務を無理なくこなせるように、A さんの "容量" を空けておく必要がある**のです。

　大事なことは、**仕事を任せたいと考えている対象者だけでなく、チーム全員の能力と抱えている仕事の状況を把握し、必要ならほかのスタッフを巻き込むなど、そのつど最適な仕事の割り振りを決定します。**これがスタッフ・マネジメントのツボです。

6 「できるスタッフをつぶさない」マネジメントのツボ2

最近、能力不足や勤務態度のよくないスタッフについては、ある程度割り切った指導が必要だと感じています。それよりも、能力も意識も高い「できるスタッフ」のモチベーションを高めるためのマネジメントに苦慮しています（200床以上、ケアミックス）。

スキルアップ支援による「働きがい」のある職場づくりが大事

　仕事のできないスタッフが2人離職するよりも、優秀なスタッフが1人離職するほうが組織に大きな痛手となることが多々あります。残されたスタッフの負担が増すだけでなく、優秀なスタッフが育児や家庭の事情等の理由以外で離職すると、残されたスタッフは「この病院に何か問題があるのでは」と疑心暗鬼になり、職場全体のモチベーションの低下につながることがあるからです。

　優秀な人材を確保するための施策を「リテンション・マネジメント」といいますが、これを実施することで、従業員が会社に愛着をもつようになり、離職率の低下につながるといわれています。

　ただし、給与や休暇、労働時間の長さなどの勤務環境の改善や福利厚生の充実だけでは優秀な人材は定着しません。医療施設は女性の多い職場です。看護師確保のための子育て支援や福利厚生は必須です。福利厚生の充実で"ガス抜き"しようとする病院も少なくありません。しかし、優秀な人材は「やりがい」「働きがい」といった要素が不可欠です。どんなに福利厚生が充実していても、「この病院にいても自分の成長は望めない」と考えれば、より良い環境を求めて離職してしまいます。

　医療・介護業界は「なかなか人が定着しない」といわれる分野です。とくに看護師は人材流動性が高く、子育てやスキルアップなどを理由

に、ライフステージによって職場を変えていく傾向が強い職種です。そうしたなかで優秀な人材の確保と定着を実現するためには、教育環境の整備や資格取得支援などスキルアップ支援による「働きがい」のある職場づくりが大事です。

　クリニカルラダーの整備、OJT の拡充、認定看護師の資格取得支援（ただし、資格取得後のインセンティブがないのが課題）など、看護師のキャリアやスキルアップのためのサポート体制そのものは多くの病院で見られます。ただし、そのことが看護職の「働きがい」に本当につながっているのでしょうか？

「もっと成長したい」をサポートする院内制度の充実も効果的

　400床以上の規模をもつある総合病院の事例です。この病院では、深刻な看護師不足に陥った時期に、子育て支援と福利厚生の充実を図りました。施策を講ずるたびに一時的には改善はするものの、根本的な離職率の改善にはつながりませんでした。そこで、院長が旗振り役となり、事務部門と看護部の協働で看護部アンケート調査を実施したところ、「専門職としての研鑽を積みにくい」「スペシャリストとしてもっと成長したい」といった意見が多く出され、看護部長も「意外だった」という結果でした。そこで、クリニカルラダーの整備や OJT の強化、資格支援制度の見直しに加えて制度の周知徹底を図ることで、15％以上あった離職率が 8 ～ 9 ％程度まで改善されたといいます。

　もちろん、公平な勤務環境を整備し直すといった施策も同時に進めた結果ですが、看護師だけでなく、コメディカルなど他職種に対しても必要な資格取得支援（資格取得時の一時金の支給など）に取り組み、コメディカルの能力・技能を高めてチーム医療の強化を図ったといいます。

　長時間労働の是正や休暇の取得促進、勤務形態の多様性といった「働き方改革」の風潮に隠れがちで、医療職場の人材マネジメントに欠かせない「働きがい改革」を見落としているかもしれません。

Column 2

看護職のタスク・シフト／シェア②
看護業務のシフト＆シェアの現状がわかる「現場の声」

　看護職のタスク・シフト／シェアを検討する場合、最も身近な委譲先が看護補助者（看護助手）です。しかしながら、補助者に任せる業務が整理されていないなど、業務分担がうまくできていないケースが少なくありません。そこで、他職種とのシフト＆シェアを含めて、看護職のタスク・シフティングの問題点や改善策について、実際に「現場の声」を取り上げましたので参考にしてください。

　昨年11月、筆者は静岡県看護協会に招かれて研修会の講師をさせていただきましたが、県内約60施設の病院から主任以上の看護管理者に集まっていただきました。「看護職の働き方改革」をテーマに講義とワークショップ（グループ討議）を6時間にわたって行いましたが、討議テーマのひとつに「看護職のタスク・シフト／シェアの障害となるもの、効果的と思われるもの、取り組みたいもの」を取り上げました。自施設の業務改善のヒントにしていただければと思い、各グループから出された課題や改善策を抜粋してみました。

　出された意見は看護補助者との関係についてのものが多かったのですが、医師の業務を看護師に移管するうえでも、看護師と看護補助者との役割分担は重要になってきます。看護師と補助者の「適切な役割分担」を考慮にいれておけば、より看護師の負担は軽減され、軽減された分を医師のサポートにあてられます。そのためにも、看護補助者の業務を整理し、マニュアル化しておく必要があるでしょう。

　また、出された「その他」の意見にもありますが、公立病院の中には医師の増員に伴う業務過多のため、本来は医師事務作業補助者が行うべき業務の多くを看護師が行っているという現実があります。必要なカルテを探す、コピーをとるといった単純事務作業も代行する業務のためか、「身近な看護師に」とならざるを得ないものと思われますが、さら

には看護部から「医事課へ」と雑務を移管する（押し付ける）という負のサイクルに陥っては元も子もありません。この点は事務部門や他職種を交えて真剣に議論する必要があります。

「看護職のタスク・シフト／シェアの障害となるもの、効果的と思われるもの、取り組みたいもの」〜グループワークの結果より抜粋

■看護補助者への業務移管の課題と改善策

・補助者の業務がマニュアル化されていないため、新人ナースは誰に何を頼めばよいかわからない。
・どのスタッフも同じレベルになるような取り組み（研修）が必要。コロナ禍でWEB研修が中心で実践ができていない。
・補助者の業務にも制限がある。「清拭」はできるが「爪切り」はできないなど。
・介護福祉士の資格をもつ助手さんのモチベーションが上がらない。介護施設は喀痰吸引ができるが、病院ではできないなど。
・ベテランの看護助手ほど「自分たちの仕事はこれだけ」と決めていて業務を増やすことに抵抗がある。習慣をどう変えていくかが課題。
・長期勤務の補助者に業務を依頼する場合の落としどころを知るのも管理者の力量か。協力者を見つけることも必要。
・看護補助者は募集しても集まらないのが一番の問題。助手のいる病棟といない病棟の差がある。補助者が不足している分の業務は、時短勤務者にやってもらっているのが実情。
・看護助手は高齢者が多いうえ、1年ごとの雇用形態なので長く続かない。
・夕方から夜勤にかけて（16：30〜22：00）、派遣でナイトアシスタント（資格なし）に来てもらっている。患者にかかわらない業務を行うが、ナースや補助者が手の届かないところまで行ってくれるのでスタッフの評判が良い。派遣のため頻繁に入れ替わるため、業務マニュアルを作成中。
・看護師、介護士、看護助手のコミュニケーションがうまくとれていれ

ば仕事も依頼しやすくなる。

■他職種への業務移管の課題と改善策
・薬剤師が少ない。エント（退院）前の薬剤指導に入ってほしいができない。薬剤師のアセスメント（評価・査定）も甘い。月に１回薬剤師と話し合いの場をもってはいるが……。
・薬剤師には、内服の確認、処方のチェック、医師に伝えてもらうなどを担ってもらっている。
・採血について、臨床検査技師が全病棟を回ってやってくれている。医師が「早く結果を見たい」というからナースが採血していたが、医師に分散するよう協力してもらっている。
・放射線技師にCT検査の際の患者の送り迎えをしてもらっている。
・看護部だけでタスク・シフトを行っているのが現状。病院全体で取り組むために、多職種によるワーキンググループを立ち上げて、シフトできる業務、シェアできる業務の検討を行っている。ワーキンググループの会議を通して、多職種の業務を知る良い機会にもなっている。

■その他
・特定行為を行うナースを増やしていく必要がある。ただ、特定看護師も病棟の一スタッフであるため、他部署に呼ばれたらその看護師の業務の穴を埋めるのが大変。
・認定看護師など資格取得後の活動等へのインセンティブ（報酬）がないため、モチベーションを維持するのが課題になっている。
・公立病院だが、看護師が医師の雑用を行っている。次回予約の入力をナースが行い、紹介患者のことをナースが行う。医師事務作業補助者もいないため、医師の雑務はすべてナースが行っているので、業務の移行をしたい。

第 3 章

休日・休暇と
勤務表のマネジメント

1 「休暇」のなかで、賃金支払い義務が あるのは年次有給休暇だけ

 病院の総務をしています。新型コロナウイルス感染症に関連した小学校休業等対応助成金について、学校等が臨時休業になれば有給の特別休暇が必ずもらえるとか、特別休暇と有給休暇の違いがわからないなど、制度を勘違いしている職員が複数人いて対応に困ったことがありました。この機会に、病院の休暇制度を見直し、改めて職員への説明を検討しています。コロナ問題に関連して、休暇や休業の制度についてほかの企業や病院ではどのような対応をとっているのでしょうか（200床以上、ケアミックス）。

A **有給休暇と特別休暇を非常時にも対応できる仕組みに**

新型コロナウイルス感染症の影響は、医療機関にもさまざまな課題を提起しました。こと労務管理に目を向けても、コロナ対応を考慮した休業・休暇制度の見直しに迫られるケースがあり、対応に追われた病院も少なくありません。そこで、非常時にも対応できる有給休暇の付与の仕方や特別休暇のあり方について、運用方法と併せて法的に「休暇とは何か」の基本をみていきましょう。

新型コロナウイルス感染症の影響により、雇用調整助成金をはじめ、さまざまな助成金・支援金が創設されました。そのなかの1つに「小学校休業等対応助成金」があります。この助成金は、新型コロナウイルスの感染拡大防止策として小学校や保育園などが臨時休業となったときなどに、お子さんの面倒をみるために労働者が仕事を休む場合、年次有給休暇とは別に有給の休暇（賃金全額支給）を取得させた企業に助成金を支給する制度です。企業に対して、助成金を活用して有給の休暇制度を新たに設けてもらうことで、年休の残日数にかかわらず、保護者が希望に応じて休暇を取得できる環境を整えてもらうのが目的です。

ただ、企業に特別休暇を与える義務まではなく、また、「年次有給休暇とは別の有給の休暇」というのが紛らわしいと当初は混乱を招きました。事実、会社としては「休むのはいいが、残っている有給休暇を利用して」「特別に休暇を設ける予定はない」となり、労働者は「なんで制度を利用しないのか」と訴え、「有給休暇とは違う有給の休暇ってなんですか？」となるわけです。

　筆者は労働局で非常勤の労務コンサルタントもしていますが、小学校以下のお子さんをもつ労働者の方々からこうした相談をたくさん受けました。相談を受けて、企業側へ助成金利用を勧奨したり、特別休暇創設の助言をしたりといった働き掛けを行っていました。

賃金の支払い義務がある休暇は「年次有給休暇」だけ

　小学校休業等対応助成金の問題は、雇用調整助成金にかかる休業手当の問題とともに、企業側が有給休暇の付与の仕方や特別休暇のあり方を見直すきっかけにもなりました。労働者にとっては、職場の特別休暇の内容や有給休暇と特別休暇の違いを知るきかっけにもなりました。そこで、ここでは有給休暇と特別休暇の違いについて触れておきたいと思います。

　休暇には、法律で与えることが義務づけられている「法定休暇」と、法律で定められていない会社が自由に設けられる「法定外休暇」があります。

　「法定休暇」の代表的なものが年次有給休暇です。「法定外休暇」には、慶弔休暇や夏季休暇、リフレッシュ休暇などがあります。新型コロナウイルス感染症を契機に「防疫休暇」などを新設する企業もみられます。これらの休暇のなかで、**法律で賃金の支払いが義務づけられているのは年次有給休暇だけ**です。それ以外の法定休暇、法定外休暇を有給とするか、無給とするかは病院の就業規則の定めによります（**図表14**）。法律で定められているからと「子の看護休暇」を有給だと認識している

職員もたまにいますが、多くの病院では「無給」としているはずです。

　年次有給休暇と違い、特別休暇は法律で定められた制度ではないため、病院に特別休暇がまったくなくても違法ではありませんが、福利厚生の一環として設けられているものなので、どの病院でもさまざまな特別休暇を設けています。また、特別休暇を「無給」としている場合、休暇を取得することはできても、給与から休んだ日数分の欠勤控除がされます。そのため、残日数に余裕がある職員は本人の希望で有給休暇を利用して休むケースが一般的だと思います。

特別休暇を簡単には設けられない
企業側の労務管理上の事情とは？

　小学校休業等対応助成金に関する相談対応をするなかで、特別休暇を導入する意向がない企業側の担当者からこうした声がいくつか聞かれました。

　「お子さんのいる従業員ばかり優遇すると、そうでない従業員とで不公平感が生じる。事前に制度導入の話を従業員に提案したところ、お子さんのいない従業員から不満の声もあった」

　同じ課題を病院も常に抱えています。たとえば、「夜勤免除」について、一定の条件をつけることで勤務制限なく働く看護師との公平感を担保しているという話を第1章で取り上げましたが、育児世代の看護師とそうでない看護師の不公平感をどうするかは医療機関の普遍的なテーマです。助成金がもらえるからといって、安易に有給の特別休暇を導入することはできないのが実情としてあります。

　また、新型コロナウイルス感染症に関連した院内感染防止を目的に、発熱があったり、濃厚接触の疑いのある職員を2週間の休業（自宅待機）とする措置を取る病院も相当数ありました。この場合、労働基準法第26条に基づく休業手当（平均賃金の6割以上）の支給を原則としなが

らも、本人の選択により有給休暇を利用してもらい、新人職員や有給休暇の残日数の少ない職員には特別休暇（有給）を付与するという、職員の利益を考慮した複合的な運用をしているケースもありました。

法定休暇	法定外休暇
＊年次有給休暇（労働基準法第39条） ＊産前産後の休業（労働基準法第65条） ＊生理休暇（労働基準法第68条） ＊育児休業（育児・介護休業法） ＊介護休業（育児・介護休業法） ＊子の看護休暇（育児・介護休業法） ＊介護休暇（育児・介護休業法）	＊慶弔休暇 ＊リフレッシュ休暇 ＊夏季休暇 ＊年末年始休暇 ＊バースデー休暇 ＊病気休暇 ＊ボランティア休暇 ＊教育訓練休暇 ＊防疫休暇　など

図表14-①　法定休暇と法定外休暇

	年次有給休暇	特別休暇
法律上の規定	労働基準法39条に定められている	労働基準法の定めなし
賃金の支払い	有給 ＊支払い方法は、①平均賃金、②通常の賃金、③標準報酬月額の3つから企業が選択して就業規則に定める	有給か無給かは就業規則の定めによる
取得の方法	・病院の承認を要件とすることはできない ・職員が指定する日に与えるのが原則（時季指定権） ※例外的に時季変更権	・「病院の承認が必要」と定めるのが一般的 ・一定の要件を満たす日に取得できると定めるのが一般的
利用目的	利用目的は自由。上司に伝える必要もない	一定の利用目的を定めているのが一般的

図表14-②　有給休暇と特別休暇の違い

2 「休ませ方」の マネジメントはできていますか?

Q 有給休暇の年5日の取得が義務化されて以来、管理職も含めて全職員が確実に有休を取るよう総務から強く要請されています。ただ、取得状況には個人差があり、病棟や職種、雇用形態によっても差があります。できれば職員に公平に休暇を取得させたいのですが……（200床以上、急性期）。

A 「年5日」はらくらくクリア?! 大事なのは消化率よりも取得理由

　「働き方改革」で2019年4月1日から年間5日の年次有給休暇（以下、年休）の取得が義務化されて4年余り。当初は、「休日出勤で代休すら取れないのに無理」「5日取れなかったら罰金30万円は本当か」と各方面から相談や不満の声をいただきました。しかし皮肉にも、新型コロナウイルス感染症の影響により、年休を使わざるを得ない場面も多く、有給消化率はぐんと高まった病院がある一方で、「コロナ禍になってからロング日勤をやらざるを得なくなり、有給休暇が消化できなくなった」、「コロナ禍になって休みの取り方もずいぶん変わった。休みを取れる人、取れない人の差が大きくなった」といった声もあり、コロナ対応の状況等により有給休暇の取得状況にも影響が出ているようです。

　ここで、「年5日の取得義務」について簡単に振り返ってみましょう。

　新たな年休が付与された日（基準日）から1年以内に、職員ごとに最低でも5日は必ず年休を取得させなければなりません。その方法は3つ。

①「○月○日に休みたいです」と、職員が自ら請求して、取得する（原則の本来パターン）

②「○月○日に休んでください」と、病院（上司）が取得時季を指定して休ませる（法改正で認められたパターン）

③労働基準法に基づく計画的付与制度（計画年休）を導入する（労使協定が必要。後述）

　これらいずれかの方法で取得させた年休の合計が5日に達した時点で「年5日」の取得義務を果たし、使用者からの時季指定をする必要はなくなります。たとえば、①により3日、②により2日取得して合計5日、あるいは①のみで5日取得してもクリアします。義務化の対象者は、管理職も含めて、年10日以上の年休が付与されている職員です。勤続年数や週の労働時間・出勤日数によって、正規職員と同様に年10日以上付与されるパート職員も対象になります（**図表15**）。この10日の付与日数には前年度の繰越日数は含まれず、単年度で10日以上付与される職員が対象です。

　管理監督者や有期雇用労働者も含めて、当年度の基準日に10日以上（前年度の繰越日数は含まず）の年休が付与されている労働者。前年度繰越分を合算して10日以上になったとして義務化の対象には含まれない。

◆週所定勤務日数4日以下かつ週所定勤務時間30時間未満の労働者

週所定勤務日数	年間所定勤務日数	勤続年数						
		6カ月	1年6カ月	2年6カ月	3年6カ月	4年6カ月	5年6カ月	6年6カ月以上
4日	169〜216日	7日	8日	9日	10日	12日	13日	15日
3日	121〜168日	5日	6日	6日	8日	9日	10日	11日
2日	73〜120日	3日	4日	4日	5日	6日	6日	7日
1日	48〜72日	1日	2日	2日	2日	3日	3日	3日

※表中太枠で囲った部分に該当する労働者が対象。

図表15　時季指定の対象者（パートタイマー等の所定労働日数が少ない労働者）

「公平」に取得できる体制づくりと
長期的な視点での取得計画が必要

　年休をきちんと取るためには「年休を取れるだけの人数が配置されているかどうか」という問題もあります。そこで、看護部門を大きく2つのタイプに分けて年休の取得に関する対策を考えましょう。

①施設基準ぎりぎりの人数、年休どころでは……

　管理職を含めたスタッフ全員が年5日以上年休を取るのは困難です。看護部だけ無理に取ろうとすると、代償として残業や休日出勤が増えたり、医事課など事務部門に負担のしわ寄せがいくこともあります。こうした窮状の看護部では、法律が求める育児短時間勤務にすら対応できません。まずは人員的に厳しい状況であることを事務部門にきちんと数値で示して説明し、人員を補充することが最優先です。そのことをスタッフ全員が共通認識をもって業務にあたるべきです。

②人員充足、年休取得率は院内では高いほう

　年休を年5日取れていないスタッフへの対応が最優先です。年休の取得を口頭で促せば事足りるのか、職務や業務の都合で年休を取りたくても取れないのかで、当然ながら対応は異なります。また、「公平感」の担保も欠かせません。年休を「取りすぎる人」と「まったく取れない人」とで個人差があると、不平・不満の温床になります。年休取得計画は、毎月のシフトの作成ごとに調整すると取得日数に個人差が生じます。3カ月、6カ月単位など長いスパンで公平になるように調整することで、取得日数の偏りを減らせる場合があります。

　業務的に年休の取得が進んでいない部署のスタッフが年休を取得できるように、看護部で作成している「サンQカード」を活用して他部署を助勤（サポート）する取り組みを行っている病院の事例もありますが、助勤するスタッフの一部から不満も出ているようなので、こうした

取り組みも職員の理解を得られるような根拠と説明が欠かせません。

　また、長期休暇の取得を促進しているある民間病院では、1週間程度の連続休暇が取得しやすいように、年間カレンダーを作成して職員が希望を書き込めるようにして掲示。部署ごとの休暇取得状況をグラフ化して職員に情報を提供し、取得が少ない看護師に所属長が声がけをすることで年休の取得率が上昇したという事例もあります。

取得状況の定期的な把握と計画的な連続休暇の奨励が効果的

　年休の確実な取得には、年間取得計画を立てて、連続休暇を取得させることも効果的です。一般企業や病院の取り組み事例をみてみましょう。

■年休取得の意識づけと定期的な状況把握

・管理職が率先して年休を取得。労働時間と年休の取得状況調査を四半期ごとに実施し、集計結果を各部署にフィードバックする
・管理職会議で各部署の年休取得率データを共有して取得の進まない要因やその対策を検討し、管理職への意識づけと声掛けをしてもらう
・月1回の責任者会議で、年休の取得促進の方針の周知や声掛けを行うよう指示。年度ごとに職場単位での取得実績を集計し、各職場に提供することで取得促進の意識づけを行っている

■連続休暇・長期休暇の取得促進

・3日間のリフレッシュ休暇（特別休暇）を取得する際に年休を2日間必ず取らせることで、5日間の連続した休暇の取得を徹底している
・上半期に3日（特別休暇）、下半期に3日（年休）のリフレッシュ休暇を付与。部署ごとに休暇の年間取得計画を立てて確実に実施している

3 今さら教えて年休制度1
消化の仕方と繰り越しのルール

 今さらなのですが、有給休暇を消化する場合に、前年度から繰り越した分と当年度に新しく付与された分のどちらを優先的に消化するかによって残日数が変わるという話を聞きました。どういうことでしょうか（200床未満、ケアミックス）。

A **職員に有利な「繰越分から先に消化」が一般的**

有給休暇の消化については、「繰越分」から優先的に消化する方法と、「新規付与分」から消化する方法があり、有給休暇の残日数が多くなるため、職員に有利な前者の方法をとるのが一般的です（**図表16**）。

有給休暇の消滅時効は2年ですが、消化できなかった分を翌年度に繰り越した場合、繰越分と当年度の新規付与分のどちらを先に消化するべきか労働基準法の規制はありません。就業規則の定めにより、あるいは何も定めがない場合は、一般的に労働者に有利な前年度に付与された繰越分から消化するものとされています。

たとえば、前年度の繰越分が10日、当年度の新規付与分が20日、合計30日保有している場合に、10日消化したケースをみてみましょう。

■繰越分から優先的に消化した場合

繰越分の10日分から消化すると、新規付与分の20日はそのまま翌年度に繰り越せます。翌年度は、翌年度の新規付与分20日と合わせて「40日」が保有日数となります。

■新規付与分から優先的に消化した場合

新規付与分から10日消化した場合、翌年度の基準日には繰越分の10日は時効で消滅するため、新規付与分の残り10日のみ翌年度に繰り越せま

す。翌年度は、翌年度の新規付与分20日と合わせて「30日」が保有日数
となります。

　このケースように、繰越分から優先的に消化するほうが残日数は10日
も多くなるわけです。就業規則には次のように規定するのが一般的で
す。

　「年次有給休暇の日数については、20日を限度として翌年にかぎり繰
り越すことができる。この場合、繰越分（前年に付与されたもの）から
優先的に消化していくものとする」。

　逆にシビアな会社では「新しく付与されたものから優先的に消化す
る」と就業規則に規定している事例もあります。現在、繰越分から消化
するのが定着しているなかでの変更は、就業規則の不利益変更の問題と
なりますので十分注意してください。

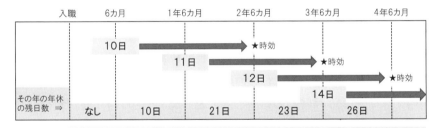

図表16　付与日数・繰越日数・時効の関係（入職から有給休暇をまったく消化しな
　　　　かった場合）

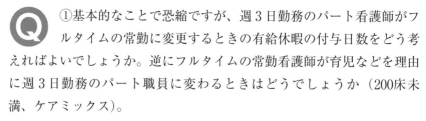

4 今さら教えて年休制度2 勤務形態の変更による付与日数

Q ①基本的なことで恐縮ですが、週3日勤務のパート看護師がフルタイムの常勤に変更するときの有給休暇の付与日数をどう考えればよいでしょうか。逆にフルタイムの常勤看護師が育児などを理由に週3日勤務のパート職員に変わるときはどうでしょうか（200床未満、ケアミックス）。

②当院の職員の定年は医師を除いて60歳ですが、65歳まで嘱託職員として継続雇用しています。この場合は、再雇用した職員の有給休暇の日数は、再雇用と同時に新たにカウントするのでしょうか。また、医療法人から系列の社会福祉法人に異動となる場合の有給休暇の取り扱いはどうでしょうか（200床未満、ケアミックス）。

 勤務形態の変更で新たに雇用契約を交わしても継続雇用に変わりなし

法律上、有給休暇の権利は入職から6カ月継続勤務した時点で発生しますが、この日を「基準日」といいます。病院によっては福利厚生の一環として、入職と同時に10日付与（あるいは5日付与、残り5日を6カ月経過後に付与）するケースもあります。

ご質問のように、パートの看護師がフルタイムの常勤に登用されて雇用形態が変わったときは、有給休暇が新たに発生する日（フルタイムになった直後の基準日）の勤務形態によって所定労働日数に応じた有給休暇を付与します。仮に年度途中で所定労働日数が変わったとしても、その時点で付与日数を増やすのではなく、直後の基準日において、フルタイム勤務に応じた日数の有給休暇を付与することになります。フルタイムの常勤から週3日勤務のパートに変わったときも考え方は同じです。

たとえば、1月に週4日のパート職員からフルタイムに雇用形態を変更した場合、基準日が4月1日であれば、4月1日にフルタイムに応じ

た日数を付与すれば事足ります。

　なお、有給休暇の発生要件である「継続勤務年数」については、新しく雇用契約書を交わしても、パート職員として最初に雇い入れた日からの勤続年数となり、その年数に応じた日数を付与します。

定年後に嘱託として再雇用される場合も継続雇用とみなされる

　有給休暇の権利は、「継続勤務」が1つの要件です。定年後に再雇用して嘱託に身分が切り替わったとしても、有給休暇はそのまま引き継がれます。これは、正規職員からパート職員や契約職員に身分が切り替わっても同じことです。

　行政解釈（通達）でも、「定年退職による退職者を引き続き嘱託等として再採用している場合（所定の退職手当を支給した場合を含む）は実質的に労働関係が継続しているものと扱う」（昭和63.3.14基発第150号）としています。

　また、上記通達では、「退職と再採用との間に相当期間が存し、客観的に労働関係が断続していると認められる場合はこの限りではない」ともしていますが、この「相当な期間」について具体的日数は示されていません。

　さらに、職員が医療法人に在籍したまま社会福祉法人に異動（出向）する場合は、雇用元は医療法人なので有給休暇は継続します。しかし、その異動が転籍の場合は、雇用元が社会福祉法人に変わるため、有給休暇はリセットされます。

　ただ、法人によっては一定の出向期間を経てそのまま転籍するような場合、職員に有利になるように有給休暇を引き継ぐケースが実際にあります。その点は職員に有益であるかぎりまったく問題はありません。

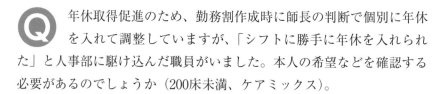

5 今さら教えて年休制度3 看護部で運用しやすい「計画的付与」

年休取得促進のため、勤務割作成時に師長の判断で個別に年休を入れて調整していますが、「シフトに勝手に年休を入れられた」と人事部に駆け込んだ職員がいました。本人の希望などを確認する必要があるのでしょうか（200床未満、ケアミックス）。

A 「シフトに勝手に年休を入れられた」の不満は 運用の仕方に問題あり

「シフトに勝手に年休を入れられた」という不満が出るのは、法令で認められている「計画的付与」（計画年休）の制度がきちんと運用されていないことが要因かもしれません。

計画的付与（労働基準法39条6項）は、労使協定（労使間による合意文書）を結ぶことで、前もって計画的に年休取得日を割り振ることができる制度です（**図表17**）。付与日数から5日を除いた残りの日数（年12日付与なら7日まで）を計画的付与の対象にでき、計画的付与制度で取得した年休も取得義務の「年5日」の日数にカウントすることができます。

付与方法は、①事業場一斉付与、②班別交替制付与、③個人別付与の3パターンありますが、シフト勤務の看護職の場合、現実的には③の個人別付与しか選択肢はありません。事務上は、毎月、勤務割作成の際にスタッフの希望を取り、師長が調整しながら年休を入れていくのが一般的です。

「シフトに勝手に年休を入れられた」という不満が出るのは、職員の希望を取らずに師長の独断で年休を入れているか、そもそも計画的付与の周知手続きを取っていないからではないでしょうか。

義務化された年5日取得についても、「使用者の時季指定による取得」を行う場合も、年休の取得希望時季を申告させるなど労働者に対する意

見聴取は必要です。同じように、計画的付与制度を運用する場合も、職員の希望は一定程度、尊重する必要があります。もっとも、「使用者の時季指定による取得」が新設されたことで、計画的付与制度を運用しなくとも、取得の進まないスタッフには取得希望日を確認したうえで、時季指定をして勤務割に入れていく方法も考えられます。

　また、計画的付与は、記念日休暇などを活用すると年休の確実な取得につながります。職員本人や子どもの誕生日、結婚記念日などを「アニバーサリー休暇」とし、計画的付与の個人別付与方式で実施します。こうした誕生日や記念日はあらかじめ日にちが確定しているため、年休取得に対する職場の理解も得やすいでしょう。

　医療法人社団○○会（以下、「当院」という。）と職員代表○○○○は、年次有給休暇の計画的付与に関して次のとおり協定する。

1　当院看護部の職員が保有する令和○年度の年次有給休暇（以下「年休」という。）のうち、5日を超える部分については6日を限度として計画的に付与するものとする。
2　年休の計画的付与の方法は、各所属長が毎月の勤務計画表に割り振るものとする。この際、所属職員の希望を取るものとする。
3　各所属長は、所属職員の年休取得希望日が特定の日に集中し、業務の正常な運営に支障を与えるおそれがあると認められた場合には、職員に対して希望日の変更を求めることができる。各所属長は、希望日の変更を求める場合は○○までに従業員にその旨通知するものとする。
4　本年度の年休の日数から5日を控除した日数が「5日」に満たない職員に対しては、その不足する日数の限度で、特別有給休暇を与えることがある。
5　各所属長は、毎月20日までに勤務計画表を作成し、所属職員に通知するものとする。

令和○年○月○日

医療法人社団○○会　　理事長　　○○○○　　印
職員代表　○○○○　　印

図表17　「計画的付与」の労使協定例（概要）

6 今さら教えて年休制度4 ママ職員のニーズの高い「時間単位年休」

 Q 子育て中のスタッフの強い要望もあり、有給休暇を時間単位で取得できるよう事務長に相談したところ、「半日単位があるから今は必要ない。管理も煩雑になるので」と拒まれました。そんなに管理が面倒なものでしょうか。また、半日単位と時間単位の取り扱いの違いはなんでしょうか（200床以上、急性期）。

A 「事務負担の軽減」が導入のカギ
看護クラークにタスク・シェアも

　子どもの学校行事で2時間だけ、子どもの体調不良で病院に寄りたいなど使い勝手がよいため、子育てをしながら勤務する看護職にとくにニーズが高いのが有給休暇の時間単位での取得です（労働基準法39条4項「時間単位年休」）。しかし、実際に制度運用している企業は2割にも満たないのが実情で、医療機関でも、半日単位での取得は認めていても、残日数や時間の管理が煩雑になるため、事務担当者は時間単位年休の導入に後ろ向きの人が非常に多いように思います。

　そもそも有給休暇の半日単位の付与について法令上の定めはなく、法令に基づいた制度である時間単位年休とは別ものです。時間単位年休を採用するときは労使協定に次の4つの内容を定める必要があります。

①対象労働者の範囲

　パート職員など比例付与の対象者も含まれますが、常勤のみを対象とすることもできます。また、ニーズのある看護部門から順次導入するケースが一般的でしょう。

②時間単位年休の日数（5日以内）

　時間単位で付与できる日数は年間5日（40時間）と上限があります。

付与される年次有給休暇日数が5日に満たない職員については、実際に比例付与される日数の範囲内で定めます。

③時間単位年休の1日の時間数

　1日分の有給休暇に対応する時間数を所定労働時間数をもとに定めますが、時間に満たない端数がある場合は時間単位で切り上げて計算します。

　〈例〉

1日の所定労働時間　7時間30分

　　↓

7時間30分を「8時間」に切り上げる

　　↓

8時間×5日＝「40時間」が上限となる

※7時間30分×5日＝37時間30分を切り上げて38時間とするのは違法

④1時間以外の時間を単位とする場合はその時間数

　2時間、3時間、4時間といった時間で設定します。30分単位など1時間に満たない時間設定は認められていません。

アナログだが職員個々の休暇簿に自分で記入する方法も

　時間単位年休を採用すると残日数・時間の管理はたしかに煩雑にはなりますが、部署ごとに管理すれば事務担当者の負担は大幅に軽減されます。たとえば、あるケアミックス病院では全職種を対象に時間単位年休を導入し、年間40時間（前記に基づき8時間×5日）を上限に、10：00〜14：00の間の中抜けの取得も認めています。事務部門の負担を軽減するため、部署ごとに残日数・時間を管理して職員ごとに休暇簿を作成

し、取得希望日と時間、残日数・時間などを職員自身で記入、上司の承認を得る方法にしています。ただし、現場のスタッフに管理を任せると間違いが多くなり、かえって手間がかかることもあるので、運用方法は十分検討する必要があるでしょう。

　また、こうした事務的な作業を「看護クラーク」の業務と位置づけてタスク・シェアしている病院もあります。

時間単位の"端数時間"の繰り越し処理

　時間単位年休も次年度に繰り越すことができます。たとえば、前年に時間単位年休部分の「2日と4時間分」が消化されなかった場合は、これを次年度に繰り越せます。ただし、時間単位の未消化分「4時間」を切り捨てることはできません。

　時間単位で付与される年休日数の上限は年間「5日」なので、端数時間はそのまま繰り越し、当該年度の時間単位年休と合算して5日分を超えてしまった場合、端数は次のいずれかの方法で処理します。

①1日単位に切り上げる
②次年度に繰り越して付与する
③端数を繰り越さないように、本人に端数分だけ消化してもらう

　また、端数の繰り越し処理を考慮して、時間単位年休で付与できる時間数を「8時間」（1日分）や「16時間」（2日分）というように、時間数を限定して試験的に運用した後に、40時間の上限に拡充していく方法もあります。

リハビリ部門を突破口にした導入事例

　時間単位年休は、ニーズの高い看護部から順次導入するケースが多い

ように思いますが、ある療養病院では、看護職員から要望の多かった時間単位年休を看護部とリハビリ部門が協働して総務課に提案しました。提案内容は、リハビリ部門で試験的に導入して看護部で導入するというものでした。リハビリ部門を突破口にしたのは、「20分1単位」など実施時間数により診療報酬の点数が決まるため、1時間程度で足る用事に半日年休を使わずに済むなど経営的メリットもあるためで、数字的な効果も説明しました。さらに残日数などの管理も部署ごとで行うことにしたため、総務担当者も納得。運用がスムーズに進んで間もなく看護部にも導入し、その後、全部署で時間単位年休を導入することになりました。

（年次有給休暇の時間単位での付与）
第〇条　職員代表との書面による協定に基づき、第〇条の年次有給休暇の日数のうち、前年度からの繰越分を含めて1年について5日以内を限度に時間単位の年次有給休暇(以下「時間単位年休」という）を付与する。
　2　時間単位年休付与の対象者は、短時間勤務者を含めた正規職員とする。
　3　時間単位年休を取得する場合の1日分の年次有給休暇に相当する時間数は次のとおりとする。
　　①所定労働時間が7時間を超え8時間以下の者………8時間
　　②所定労働時間が6時間を超え7時間以下の者………7時間
　4　時間単位年休は1時間単位で付与する。
　5　時間単位年休に支払われる賃金額は、所定労働時間労働した場合に支払われる通常の賃金の1時間当たりの額に、取得した時間単位年休の時間数を乗じた額とする。
　6　時間単位年休を取得しようとする者は、原則として前日の午後3時までに所定の様式に必要事項を記載して、所属長に届け出るものとする。
　7　上記以外の事項については、前条の年次有給休暇と同様とする。

※当日の遅刻を時間単位年休に充てないよう、6項のように「事前申請」を原則としてもよい

図表18　「時間単位年休」の規定例

7 退職時の年休消化問題1 「年休一括消化」は阻止できるか

 有給休暇を20日以上残している職員が、退職時にすべての有給休暇の取得を請求した場合、業務に支障が出るおそれがあっても、希望どおりに有給休暇を与えなければならないでしょうか（200床未満、ケアミックス）。

A 退職前の「年休一括消化」を阻止する手段はあるか？

退職前の「年休一括消化」問題は"定番"の労務問題ですが、誤った対応を取ったがために無用なトラブルを招くケースがあります。「有給休暇の退職前の一括消化は認めない」ことを"看護部ルール"としている職場も実際にありますが、間違いなくトラブルのもとです。

退職の場面の有給休暇の取り扱いについて、職員の退職日を超えて時季変更権は行使できません。「別の日にしてほしい」という「別の日」が退職によって存在しないからです。そのため、退職日までの全労働日について年休を請求してきた場合、「事業の正常な運営を妨げる場合」に該当したとしても、時季変更権は行使できないことになります。退職日までの未消化年休をすべて請求された場合の実務上の対応策は、職員の要望どおりに休暇を与える以外には次の2つの方法しかありません。

①本人と相談して退職日を遅らせる

引き継ぎ等に必要な日数分勤務してもらい、退職日を遅らせる方法。病院の実情を十分に説明し、本人の良心に訴えるしかありません。

②引き継ぎをさせたうえで未消化分を買い上げる

退職日は変更せずに、引き継ぎに必要な日数分勤務してもらう方法。そのうえで消化できなかった日数分は買い上げます。ただし、買い上げを強要してはいけません。この場合、就業規則に規定があれば、規定に

基づいて引き継ぎ等の残務処理をするよう求めます。

　ある急性期病院の看護部では、看護部長の方針で「期中の退職は認めない。退職するなら３月」が慣例になっており、３月に残っている年休を全部消化して退職するため、逆に３月の人員計画が立てやすく、このタイミングに合わせて求人を出して人材を確保するようにしています。これもまたおかしな話ですね。

看護部の"裏ルール"をつくってまで阻止する必要はあるのか

　退職前の年休一括請求の問題は、看護の職場では業務の引き継ぎよりも「シフトが組めない」ことのほうが痛手ではないでしょうか。表向き①②のような対応をとっていても、表には出せない"看護部ルール"を運用しているケースが実際にあります。ある急性期病院の看護部でつい最近まで運用されていた裏ルールには閉口します。

　この看護部では、退職する職員が年休を一括請求した場合、「１カ月80時間の労働をしたら10日付与する」という看護部独特のルールがありますが、一部の看護管理者を除いて看護師には周知されていません。実際に、３月末に退職予定の職員が20日の年休を一括消化するためには４～５月にそれぞれ最低10日働かなければならないと告げられ、仕方なく退職日を５月末に延ばしたことがありました。退職前に初めて裏ルールを知り、そんなルールは関係ないと権利を行使して辞めていく職員もいますが、真面目な看護師のなかには応じる人もいるわけです。

　仮に就業規則に規定されていても、このルールに法的効力はありません。「一括請求するなら一定時間（日数）働いて」という意図は理解できなくもないですが、そうであるのなら、シフト組みに最低１カ月以上の余裕をみて退職意思の申し出を「３カ月前」と規定・周知しておくほうがまだ現実的ではないでしょうか。

退職時の年休消化問題2
8
休職者の「一括請求」に応じるべきか

 入職3年目の相談室の女性職員がうつ状態で1月7日から1カ月間休職し、医師の診断書に基づいて3月8日までさらに1カ月延長して休職しています。ところが先日、本人の意思で職場復帰は無理そうだと3月末で退職することになりました。そうしたところ、3月9日から末日までの期間について、残している有給休暇を請求してきました。退職前の一括請求とはいえ、休職中の職員の請求に応じる義務はあるのでしょうか（200床以上、ケアミックス）。

 休職事由が消滅しないまま、
退職日までの残余年休を請求してきたが

筆者が顧問先の事務長から相談されて対応したケースです。単純な退職前の「年休一括消化」の問題と考えれば、休職期間満了日の翌日3月8日から末日までの公休日（土日）を除く16日分の有給休暇の請求権があり、前項でおわかりのように基本的には病院は断ることができません。ただし、請求者が私傷病による休職中の職員となると話は別です。

病院の休職規程では、「勤続1年以上3年未満は休職期間3カ月以内」と定めており、規程に基づいて休職発令をしたものですが、今回のケースの病院の対応について結論から先に申しますと、次のいずれかとなります。

・就業規則に基づき、休職期間満了日の3月8日付で退職とする（休職事由が消滅していないため）
・就業規則に基づき、3月末まで休職期間を延長し、（休職事由が消滅していなければ）休職期間満了日の3月末に退職とする

休職とは、職員が私傷病等で仕事を休むことになったとき、「労働義

務を免除」して、法人に籍を残したまま治療に専念し、治癒すれば復職できる制度です。これに対して有給休暇は、「労働義務のある日」に取得できる制度のため、休職期間中に有給休暇を取得できる余地はありません。今回のケースでは、休職期間満了日の３月８日になっても本人の状況やヒアリング結果から、休職事由がなくなった（治癒した）とは言えず、病院の休職規程に基づいて３月末まで休職期間の延長する方針とし、本人には有給休暇は取得できないこと、退職日は３月８日か末日のいずれかであることを事務長をとおして伝えてもらいました。

　本人が有給休暇の取得を請求してきたのは、職場のもめごとで先に退職した先輩の助言によるものだったようで、何がなんでもと固執していたわけではなく、結局、そのまま３月末に自主退職していきました。今回のケースは病院として正当な人事権を行使し、毅然と対応すべき場面です。

主治医の診断書は参考にするものの、人事権は病院にある

　私傷病休職の場面では、主治医の診断書は「手続き上の必要書類」であり参考にはするものの、人事権はあくまで病院にあります。産業医の意見や本人との情報交換を踏まえて病院側が職場復帰の可否や休職期間の延長を判断することになります。主治医の診断書＝本人の希望になりがちで、業務遂行までは考慮していないことは厚労省も指針で出しています。主治医と産業医の意見が異なる場合は、原則として「産業医」の意見を尊重すべき場面が多いことはたしかです。

　ただし、休職開始時、期間中、主治医の診断書の扱いなど、これまでの経緯において病院主導であったのか、主治医（本人）の言うなりに対応してきたのかによって、病院側の強硬策は取りにくい場合もあるので注意が必要です。温情で職員の請求に応じる場合もあるでしょうけれど、「どうせ辞めるのだから有給休暇くらいくれてやる！」と割り切ることも必要な場合もあります。

9 退職時の年休消化問題3
申し出期限を「3カ月前」にできるか

日ごろから問題行動が多いスタッフが先月突然退職したため、夜勤者不足の病棟はかなり混乱を来しました。そうしたこともあり、今後は退職の申出期限を現在の1カ月前から3カ月前にすることを検討中です（200床未満、ケアミックス）。

A 退職の申出期限を
現在の1カ月前から3カ月前にすることの是非

　中小規模の病院では、1人の看護師の急な退職により業務に支障を来す場合があります。辞めるのが有能なスタッフならばなおさらです。退職の申出時期は、就業規則等に「自己都合により退職するときは、30日前までに書面により申し出ること」と記載するのが一般的です。法律上、期間の定めのない雇用契約（無期雇用契約）を結んでいる労働者について「解約の申入れの日から2週間を経過することによって終了する」（民法627条2項）とされ、職員から退職届が出されれば、病院が承認しなくても14日後には退職の効力が発生します。退職の申出期限を「3カ月前」とすることの是非については、業種の特性や業務上の事情によって異なりますが、無効と判断された裁判例もあります。

　「3カ月前」は努力義務とする訓示的な規定として運用する分には問題ありませんが、雇用契約書にも記載し、採用のときから周知しておく必要はあります。 また、能力の高い中堅職員の急な退職は、ほかのスタッフへの影響を考えると、程度の差はあれ規模を問わずどの病院でも痛手となります。主任など中堅クラスの看護師が退職する理由に「責任ある立場を担いたくない」というケースがあります。会議や委員会活動など、さまざまな業務への参加を求められることに負担を感じるからです。看護ケアを含めた看護業務に集中したいからです。

　「責任ある立場を担いたくない」と考える看護師が組織として必要な

人材なのか、ともいえますが、離職理由が看護業務以外の業務負担だとするならば、役割を分散させたり、類似の委員会を集約して委員会活動を軽減したり、業務の見直しが必要かもしれません。

仕事のできる中堅の退職。
退職理由を聞くことはどこまで許されるか？

退職理由を細かく尋ねることについての NG 場面は、退職の状況が「合意解約」か「辞職」かによりやや異なります。「合意解約」とは、一般的に円満に辞めるための依願退職のことです。職員と病院が合意して労働契約を解約する行為であり、職員の退職を認めるかどうかを判断するために退職理由を細かく確認する必要があります。

「辞職」とは、職員が一方的に「辞めます」と申し出て労働契約を解約する行為です。職員には退職の自由があるため、病院として退職理由を細かく尋ねることは合意解約に比べて合理性がないとされており、職員に「そこまで言う必要がありますか？」と言われればそれまでです。

他方、労務管理上は退職理由を詳しく確認しておきたい場面が多々あります。離職者が相次いでいるような場合、退職理由を調査して病院改革に取り組もうというケースは働き方改革の風潮ではよく見られます。たとえば、ある療養型病院では、退職予定者にアンケート形式で退職理由を尋ねるようにしており、「療養病院なのに思っていたより業務が忙しいため」「上司や同僚の教え方がバラバラで混乱した」「看護師長とじっくり話す機会がなかった」といった回答を参考に、上司のマネジメント力向上に取り組んでいるそうです。

退職者に退職理由を尋ねるときは、業務改善のためなど前向きな目的を本人に伝えることが最低限必要でしょう。

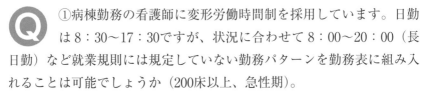

10 ここが変だよ勤務表1
ルール無視の "わたし流" を見直そう

Q ①病棟勤務の看護師に変形労働時間制を採用しています。日勤は8：30〜17：30ですが、状況に合わせて8：00〜20：00（長日勤）など就業規則には規定していない勤務パターンを勤務表に組み入れることは可能でしょうか（200床以上、急性期）。

②看護や介護の職場は人員配置基準があるため、急な欠勤者が出たときなど勤務変更は毎月のように必ず生じます。ところが先日、新任の総務課長から「勤務変更は仕方ないが、変更の仕方によっては時間外労働が発生するので注意してください」と指摘されました。勤務変更によって振替休日や代休が必要になることは理解できるのですが、時間外労働が発生するとはどういうことなのでしょうか（200床以上、急性期）。

 変形労働時間制を運用している自覚はありますか？

看護や介護のように法定労働時間の8時間を超える長時間の夜勤のある職場では、変形労働時間制という特殊な労働時間制度を運用しています。しかし、看護管理者を含めて、制度をちゃんと理解している看護師に筆者はほとんど出会ったことがありません。勤務表作成と変形労働時間制について、「今さら人に聞けない」基本的なことを確認しながら、勤務表作成のルールを見直していきましょう。

この制度には1カ月単位、1年単位などの種類があり、病棟勤務の看護職は通常「1カ月単位の変形労働時間制」を採用します。この制度は、1カ月以内の期間を平均して1週間あたりの労働時間が法定労働時間の40時間以内に収まれば、特定の日や週に法定労働時間を超えて働かせることができます。そのため、16時間拘束の夜勤など8時間を超える所定労働時間を設定することができるというものです。

病棟で変形労働時間制を採用していることは承知しているものの、勤

務表を作成する師長や主任が制度をよく理解せずに変形労働時間制を運用しているケースは実際に多くの看護部で目にします。就業規則に規定するなど、法的な採用手続きすらとらずに運用しているケースもあります。

（1）月の労働時間には上限がある

　1カ月単位の変形労働時間制を採用した場合、月の労働時間には上限があります（**図表19**）。4週8休の勤務シフトを組んでいる以上、月の上限を超えて勤務表を作成してしまうケースはほとんどないと思いますが、休日出勤をして同月内に振り替えができない場合は月の上限を超えてしまい、時間外労働が発生することがあります。

　さらに、連勤が続く週（就業規則に規定していなければ「1週間」は日曜日から土曜日まで）に休日出勤した場合、同一週内に休日の振り替えができなければ週単位でも時間外労働が発生することがあります。

1カ月の暦日数	労働時間の総枠
31日	177.1時間
30日	171.4時間
29日	165.7時間
28日	160.0時間

◆1カ月単位の変形労働時間制の上限
この上限を超えないように職員個々のシフトを組む。勤務変更によって上限を超えた時間分は時間外勤務となり、割増賃金の支払いが必要になることがある。

当初の勤務表で太枠の週の労働時間数が46時間に設定されていた場合、時間外勤務となるのは46時間を超えた時間となる。仮に、10日に休日出勤し、同一週内に休日振替ができなくて20日に振り替えた場合、太枠の週の46時間を超えた時間分は「**週の時間外勤務**」となり、割増賃金の支払いが必要になることがある。

図表19　勤務変更によって、時間外は週でも月でも発生することがある！

１カ月の労働時間の総枠と休日日数の関係でいうと、たとえば、４週８休をとっている２交代制の病棟で、夜勤回数を月に４〜５回、夜勤明けの翌日を公休日とし、休日数を９〜10日確保できていれば、残業になった場合を除き、１カ月の労働時間の総枠を超えることはまずありません。変形労働時間制を知らなくても、"結果として"ここまではどこの看護部でもできているのではないでしょうか。

（２）勤務変更は原則できない

　法律上、変形労働時間制は、あらかじめ勤務日、勤務日ごとの労働時間を勤務表で特定する制度のため、病院の都合で勤務日や労働時間を自由に変更することはできないのが原則です。勤務変更が自由にできてしまうと職員の不利益になる場合があるからです。しかし、本人が変更を希望する場合があるうえ、医療・介護の職場では人員配置基準の維持など業務上の必要に応じて勤務変更が必ず生じます。そのため、就業規則に勤務変更をする根拠規定（**図表20−第６項**）を設けておくとよいでしょう。

　「当たり前のように自由に勤務変更をしてよいわけではない」「勤務変更の仕方によっては残業をしていなくても時間外労働が発生することがある」ことは理解しておいてください。こうしたことに看護管理者があまり神経をとがらせる必要はありませんが、「安易な勤務変更は行わない（認めない）」「連勤が続く週の休日出勤は極力避ける」ことは看護部内で徹底しておくべきです。

　また、１カ月単位の変形労働時間制を採用するには、就業規則に次の事項を定める必要があります（**図表20**）。

（１）変形労働時間制を採用する旨の定め（図表20−第１項）

（２）対象労働者の範囲（図表20−第１項）

（３）変形期間および起算日（図表20−第１項）

（４）労働日、労働時間の特定（図表20−第３項）

　このように勤務パターンをあらかじめ定める必要があるため、質問の

ように就業規則に定めのない「8：00〜20：00」の勤務を組み入れるためには、新たに定める必要があります。仮に、「8：00〜20：00」の勤務がごくまれに必要な場合は残業扱いとするか、必要な勤務時間帯によっては始業・終業時刻の繰り上げ・繰り下げで対応したほうがベターでしょう。

第〇条（1カ月単位の変形労働時間制）
1　前条の規定にかかわらず、交代制勤務に就く看護師の所定労働時間は、毎月1日を起算日とする1カ月単位の変形労働時間制とし、1カ月を平均して1週間あたり40時間以内とする。

2　前項の規定による各日、各週の所定労働時間は、毎月25日までに勤務表を作成し、職員に勤務表により通知するものとする。

3　各日、各週の始業時刻・終業時刻・休憩時間・仮眠時間は下記のパターンを組み合わせることにより行うものとする。
　①日　勤　　午前8時30分〜午後5時15分（休憩時間60分）
　②夜　勤　　午後4時45分〜午前9時00分（休憩・仮眠時間180分）
　③早　番　　午前7時00分〜午後3時30分（休憩時間60分）
　④遅　番　　午前10時00分〜午後6時30分（休憩時間60分）

4　交代制勤務に就く看護師は、毎月10日までに翌月の勤務希望を所定の様式に従って各病棟の師長に提出するものとする。

5　第〇条に規定する休日については適用せず、4週8休以上を原則とし、勤務割により明示する。

6　勤務表作成後であっても、次の事由に該当する場合、勤務表を変更することがある。
　（1）配置転換、休職、退職等により看護・介護職員の配置人数に変動があった場合
　（2）本人及び家族の事故や急病等による欠勤により、勤務表を変更せざるを得ない場合
　（3）上記にかかわらず本人から変更希望があり、かつ、他の看護・介護職員との調整が可能な場合

図表20　1カ月単位の変形労働時間制の規定例

11 ここが変だよ勤務表2 公休日に有給休暇を入れるのが当たり前?!

 Q 精神科病院の総務担当をしています。先日、看護部から上がってきた勤務表の公休日と有給休暇の入れ方に疑問を感じて看護部長に確認すると、「看護部は月でみているから問題ないの!」と主張されましたが、看護部長の言っている意味がよくわかりません（200床以上、ケアミックス）。

A 月ごとに公休日数の帳尻さえ合えば 変形労働時間制も関係ない?

このケースは筆者が実際に相談されて対応した事例ですが、看護部長も総務担当者も、変形労働時間制という言葉すら知らないまま長年シフトワークを行ってきました。病院の就業規則には、前項の変形労働時間制に関する規定も見当たりません。総務担当者が疑問を感じた勤務表は、10月、11月と2カ月連続して看護部から上がってきました。**図表21**は、手術入院で長期欠勤することがあらかじめわかっていた看護師Aさんの勤務表です。休業開始は13日からですが、公休日と有給休暇の入れ方が不自然です。休日と休暇の法的な違いを理解していません。

「休日」は、労働義務がない日（労働日ではない日）

「休暇」は、労働義務はあるが免除された日（労働日である日）

有給休暇は労働日にあてるものですが、この勤務表だと実際は勤務していないとはいえ13連続勤務ということになります。変形労働時間制でも毎週1日以上の休日の原則があります。たしかに変形休日制の運用などで理論上は可能ですが、看護現場の勤務シフトには適当ではありません。看護部長が「看護部は月でみている」というように、月ごとに公休日数の帳尻さえ合えば、配置の仕方は問わない勤務表づくりを長年行ってきたのです。

こうした調整は本人に不利益はなく、法令違反レベルという話でもな

【状況】 10月の勤務表作成にあたり、看護師Aさんが13日から手術入院で長期欠勤することがわかっていた。病気欠勤として処理しても傷病手当金は支給されるところだが、Aさんの希望により、給料が満額支給される有給休暇として処理し、傷病手当金は11月から受給することにしたもの。このケースでは、公休日の考え方を理解していないうえ、変形労働時間制における連続労働日数などについても理解していない。

◆看護師Aさんの当初の勤務表

日	1	2	3	4	5	6	7	8	9	10	11	12	13	14	15	16	17	18
曜	火	水	木	金	土	日	月	火	水	木	金	土	日	祝	火	水	木	金
予定	○	×	×	▲	/	×	早	○	×	○	▲	/	×	×	×	×	×	×

19	20	21	22	23	24	25	26	27	28	29	30	31	○日勤	▲夜勤	/明け	早出	遅出	×公休	有休	その他
土	日	月	火	水	木	金	土	日	月	火	水	木								
有	有	有	有	有	有	有	有	有	有	有	有	有	3	2	2	1	0	10	13	0

◆「休日の原則」に即した勤務表

日	1	2	3	4	5	6	7	8	9	10	11	12	13	14	15	16	17	18
曜	火	水	木	金	土	日	月	火	水	木	金	土	日	祝	火	水	木	金
予定	○	×	×	▲	/	×	早	○	×	○	▲	/	代	×	×	有	有	有

19	20	21	22	23	24	25	26	27	28	29	30	31	○日勤	▲夜勤	/明け	早出	遅出	×公休	有休	その他
土	日	月	火	水	木	金	土	日	月	火	水	木								
×	×	有	有	有	有	有	×	有	有	有	有	有	3	2	2	1	0	9	13	1

●当初の勤務表は、公休10日を確保するためだけの不適切処理に。休日は週1日以上の原則に沿って配置する。傷病手当金の支給申請にあたり最初の3日間（待期期間）は公休でも代休でも有給休暇でもよい。
●有給休暇を入れられる（取れる）のは「労働日」だけ。実際には働いてなくても、当初の勤務表だと13連続勤務の設定と同じことになっている。休日の原則にしたがって公休日を入れていくのが適切。

◆休日の原則
1カ月単位の変形労働時間制を採用していても、「週1日以上」の休日の原則（労働基準法35条）の制限を受けるため、週1回は公休日を入れる必要がある。

図表21　公休と有給休暇の不適切な組み入れ方をした勤務表

いのですが、仮に労働基準監督署の臨検などで監督官が目にしたら違和感を覚えるはずです。

「病欠をすると公休日は消える」が当たり前の看護部

図表22の看護師Bさんの勤務表は一見問題ないようにも見えますが、これも休日の考え方を理解していません。看護部では、「病欠をすると公休日は消える」と周知されてきたようですが、欠勤はその日が勤務日でないと成り立たないので、病気で欠勤をしても公休日が消えるわけではありません。筆者も最初は"公休日が消える"という意味がわからなかったのですが、傷病手当金の支給申請の処理との関係で勘違いをしてきたのかもしれません。

勤務表は公休日のまま処理しないと後処理が困ります。この病院では毎月、看護部から上がってくる勤務表をもとに、医事課の担当者が様式9を作成し、総務・経理担当者が給与計算を行っていますが、修正処理や確認作業が事務部門のルーチンワークとなっているようです。

消化しきれない有給休暇を公休日に全部入れる荒業も

退職前に残している有給休暇をまとめて消化する「年休一括請求問題」は看護部門にかぎらず医療機関の困りごとの1つです。筆者が最近コンサルティングでかかわっている急性期病院の看護部では、退職時に年休を一括請求するのが「慣例」になっており、そのタイミングで求人をかけて人員を補うため業務への影響が少ないという、なんとも皮肉な結果となっています。

病棟によっては退職時だけの問題ではないようで、驚くべき運用がまかりとおっています。この病棟の師長の独自ルールのようですが、時効で消滅する直前の月の勤務表に、公休日のすべてに消化しきれない有給休暇をあてるという、信じがたい荒業を繰り出します。これは「有給休

暇も公休日も一緒」という誤った認識によるものです。公休日がすべて有給休暇で満たされた勤務表を見たのは筆者はこのケースが初めてでした。

【状況】 看護師Bさんは、月の途中に9日間（11日から19日）病気欠勤をしたため、この間の勤務表を変更。看護部では「病欠をすると公休は消える」と周知されていたため、有給休暇を2日入れて、残りの7日間を病欠処理。この際、15日と19日の〝消えた〟公休日を補うため、1日の「明け」と24日の「日勤」を公休日として月の公休日数の帳尻を合わせたもの。「明け」を公休とするなど、休日の考え方を理解していない。

◆看護師Bさんの当初の勤務表と変更後（実施）の勤務表

日	1	2	3	4	5	6	7	8	9	10	11	12	13	14	15	16	17	18	19	20
曜	金	土	日	月	火	水	木	金	土	日	月	火	水	木	金	土	日	月	火	水
予定	/	×	×	早	○	○	×	▲	/	×	○	早	○	○	×	遅	▲	/	×	○
実施	×	×	×	早	○	○	×	▲	/	×	有	有	病	病	病	病	病	病	病	○

「明け」は公休日に変更できない。

不適切な処理

有	有	病	病	病	病	病	病	病

本来の処理

有	有	病	病	×	病	病	病	×

21	22	23	24	25	26	27	28	29	30	○日勤	▲夜勤	/明け	早早出	遅遅出	×公休	有有休	その他
木	金	土	日	月	火	水	木	金	土								
○	×	×	○	遅	×	×	早	遅	▲	8	3	3	3	3	10	0	0
○	×	×	×	遅	×	×	早	遅	▲	4	2	1	3	2	10	2	7

11日〜19日の病欠期間については、傷病手当金の支給申請上は病欠であっても、勤務表は公休のまま処理しないと、様式9の作成の際も、給与計算の際にも不都合が生じることがある。

◆傷病手当金
病気等で仕事を休んで給料を受けられないときに生活保障として健康保険から平均標準報酬日額の3分の2が支給される。連続した最初の3日間（11日から13日）の「待期期間」が完成すれば、休業4日目（14日）から支給される。待機期間には、公休日や代休、有給休暇も算入できるが、出勤した日は認められない。

図表22　勤務表確定後に病欠のため変更処理したケース

12 ここが変だよ勤務表3 休日・代休の不適切処理を改善しよう

 病院の事務長をしています。今まで気づかなかったのですが、先日、看護部から提出された勤務実績表を見て愕然としました。内科病棟の看護師の勤務実績について、公休日数10日の内訳が「定休1日、代休9日」と記載されていました。師長に確認すると、「代休は3カ月以内に消化する決まりなので、たまっていた分をまとめてあてたのですが……」とのこと。公休日に代休をあてるような運用は改めるよう看護部長に指摘すると、「慣習でそうしてきたので簡単には変えられない」と主張します。人員に余裕のないなかでのやりくりは承知しているのですが、さすがにこれは認められないと思うのですが（200床以上、ケアミックス）。

A 医療・介護特有の「0.5休」問題も
「休日」の不理解から

前項の公休日に有給休暇を入れる処理と発想は同じですが、病棟勤務の看護師や特養などの介護施設の勤務表で目立つのが、公休日の解釈や代休の与え方など「休日」の不適切処理です。多くは法律に対する無知や誤解釈が原因ですが、賃金の一部不払いにつながる致命的な処理もあれば、法律違反レベルまではいかなくとも不信感による人材離れにつながる処理もあります。ここでは、実際に筆者が対応した事例を紹介しながら、休日の基本的なルールを改めて確認しておきましょう。

【事例1】
「公休日に代休をあてる」って何それ事例

まさに質問の事例なのですが、**図表23**の勤務表をご覧ください。公休日数10日の月に、看護師Aさんは「定休1日、代休9日」と処理されており、休日に関する法律の基本がまったく理解されていません。

氏名	1 火	2 水	3 木	4 金	5 土	6 日	7 月	8 火	9 水	10 木	11 金	12 土	13 日	14 月	15 火	16 水	17 木	18 金	19 土	20 日
看護師A	/	定	代	早	○	○	代	/	代	○	早	○	○	代	遅	/	/	代	代	○
看護師B	早	遅	代	○	早	代	定	○	遅	定	○	遅	定	○	定	○	○	定	○	○
看護師C	/	/	定	○	遅	定	○	遅	定	早	○	定	定	早	/	/	定	/	/	定

21 月	22 火	23 水	24 木	25 金	26 土	27 日	28 月	29 火	30 水	31 木	日勤	夜勤	早番	遅番	定休	有給	その他
○	代	代	○	遅	代	代	早	遅	/	/	8	3	3	3	1	0	9
○	早	○	早	定	遅	定	遅	○	定	早	11	0	5	5	8	0	2
定	有	有	有	/	/	定	○	/	/	定	4	5	2	2	10	3	0

公休日数10日を確保する月なので、通常なら看護師Cのような勤務表になるはず。看護師A・Bの処理は、公休日（定休）に代休をあてていることが問題。代休をあてるなら、公休日10日を確保したうえで、他の労働日にあてるのが正しい処理の仕方。

図表23　公休日・代休の不適切な運用事例①【病院】

　代休は勤務日に与えるもので、公休日に代休をあてる余地はありません。代休をまとめて9日分あてたのは、代休は3カ月以内に与えるのがこの病院のルールになっているからで、就業規則にも規定されています。これまではBさんのように、公休日に代休をあてる処理が1、2日程度であったため、事務長は一見して不適切とは気づかなかったようです。

　こうした処理によってどのような不都合が起こるかというと、賃金の一部不払いが生じる可能性があります。代休は、休日出勤をした代償としてほかの勤務日に休ませることで、休日出勤した分の賃金が相殺されます。しかし、代休を公休日に与えてしまうと代休を与えたことにならないため、休日出勤した日の賃金をその月の給与で支払わないかぎり、未払いのまま残り、結果的に代休を与えられなかった場合にも同じことがいえます。

解決策としては、公休日ではなく勤務日に代休を与えることが大前提です。また、代休は必ず与えなければいけないものではありません。業務の都合上どうしても与えることができなければ与える必要はありません（ただし、休日出勤した日の日額は支払う必要があります）。

　ここで、「振替休日」と「代休」の違いを簡単に補足しておきます。

● 「振替休日」は、事前に休日をほかの勤務日と入れ替えること（事前の処理）。労働基準法に定められた制度のため、就業規則に記載し、事前に振替日を特定するなどの規制があります。

　実務上は、公休日に出勤することが事前にわかっていて、同一週内もしくは同月内（月を越えてシフトをまたがず）に休日を振り替えることができる場合は「振替休日」として運用すべきケースです。

● 「代休」は、休日出勤した後に代わりに休日を与えること（事後の処理）。法律に定められた制度ではないため、代休を与えるか与えないか、代休日を病院が指定するか職員が決めるか、1日単位で与えるか半日単位で与えるかなどルールを自由に決められます。

　急な欠勤や業務の都合で公休日に出勤し、後日休めるときに休むという場合、翌月以降の勤務表に代休日を組み入れる場合などは「代休」として運用できますが、実務上はこれも「振替休日」として運用することもできます（詳しくは次項で）。

　原則的な賃金処理の仕方は、たとえば、4月のある公休日に勤務し、同月中に代休が与えられず6月に代休を与えた場合、休日出勤1日分を4月の給与で支払い、6月分の給与から代休1日分を控除して相殺します。賃金全額払いの原則（労基法24条）に基づき「いったん支払い、後で控除する」のが本来の賃金清算の方法です。しかし、実務上は「いったん支払う」ことはせず、後日確実に代休を与えるか、代休が与えられなかった場合は後で清算するパターンです。このルールを知らない事務担当者もいて、**休日出勤の清算もされない、代休も与えられないまま賃金未払いが蓄積されている**可能性があるのが事例1のケースです。

【事例２】
「半日休２回で休日１日」という、いわゆる「0.5休」問題

　病院や介護施設ではいまだに当たり前のように運用されている事例です。**図表24**をご覧ください。特別養護老人ホームの事例です。介護士Ａさんの公休日数は「10」と記載されていますが、これは丸１日の休日８日と半日の休日４日を合わせて10日としている運用です。休日とは、暦日の０：00から24：00までの24時間の休業をいい、「半日休」は法令に反して認められません。発想が似たようなケースでは、たとえば、22：00から７：00の８時間夜勤（休憩１時間）の明けを公休日としている施設がまだあります。

　したがって、Ａさんの半日休・半日勤務の４日間はすべて勤務日となり、休日にカウントすることができません。公休日数をＢさんと同じ10日にそろえるためには、別の日にあと２日間の公休を入れなければいけません。たしかに「４週間で８日以上」の法定休日は確保できているとはいえ、労基署の指導対象になり得る不適切な処理です。

　この施設の「半日休２回で休日１日」という間違いの原因は休日に関する法律の無知がありますが、求人広告の公休日数にカウントしている事例も散見されます。また、家庭の事情により職員が半日休を希望したこと、早番、遅番の勤務可能な職員がかぎられるため、シフトのつながり上、半日休が生じることもあるようです。半日休ではなく「半日年休」を与えれば済む話だと思うのですが、休日と有給休暇の区別すらできていない事例です。人員の補充が困難というならば、半日休の回数をできるだけ少なくなるようシフトを組むなどして、人員の補充に伴い徐々に改善していくのが現実的な対応かもしれません。

　「0.5休」問題が助成金の申請に影響を与えた事例もあります。たとえば、本章第１項で述べた「小学校休業等対応助成金」の支給額算定では、労働者が休業した日の日額を算定する際、月額給与を月の所定労働日数で除して算定するため、所定労働日数が少ないほど支給額は高くなります。審査では、「0.5休×４日」とあってもこの４日間はすべて労働

日とされるため、所定労働日数が４日増えて支給額は申請額より低く補正されます。筆者は労働局で同助成金の一次審査の応援業務も行い、こうしたケースに複数直面しましたが、申請者の病院や介護施設の事務担当者に連絡するとみな一様に「今まで知りませんでした」と言います。ほかの業種では見られない、医療・介護特有の“悪習”ともいえます。

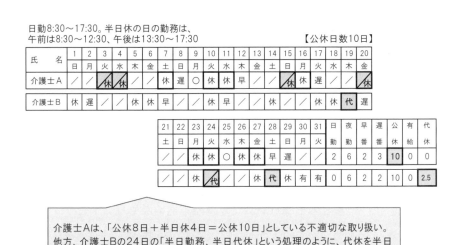

日勤8:30～17:30。半日休の日の勤務は、
午前は8:30～12:30、午後は13:30～17:30　　　　　　　【公休日数10日】

氏　　名	1	2	3	4	5	6	7	8	9	10	11	12	13	14	15	16	17	18	19	20
	日	月	火	水	木	金	土	日	月	火	水	木	金	土	日	月	火	水	木	金
介護士A	/	/	休	休	/	/	休	遅	○	休	休	早	/	/	休	休	遅	/	/	休
介護士B	休	遅	/	/	休	休	早	/	/	休	早	/	/	休	/	/	休	休	代	遅

21	22	23	24	25	26	27	28	29	30	31	日勤	夜勤	早番	遅番	公休	有給	代休
土	日	月	火	水	木	金	土	日	月	火							
/	/	休	休	○	休	休	早	遅	/	/	2	6	2	3	10	0	0
/	/	休	代	/	/	休	代	休	有	有	0	6	2	2	10	0	2.5

介護士Aは、「公休8日＋半日休4日＝公休10日」としている不適切な取り扱い。他方、介護士Bの24日の「半日勤務、半日代休」という処理のように、代休を半日単位で与えることは事業所の任意で決められるため法的には問題ない。

図表24　公休日・代休の不適切な運用事例②【特別養護老人ホーム】

● 「休日」は週1日あれば問題ない？

『使用者は、労働者に対して、毎週少なくとも1回、または4週間を通じ4日以上の休日を与えなければならない』（労働基準法35条）

◆法律が求める最低限必要な休日を「法定休日」といいます。病院や施設のように夜勤シフトのある職場（多くは変形労働時間制を採用）では、「4週間に4日以上」の休日があれば問題ありません。
◆ただし、週40時間という法定労働時間の規制があるため、週休2日制のように法定より多くの休日を設けるのが一般的です。この就業規則などで定めた休日を「所定休日」（法定外休日）といいます。

● 「休日」は暦日の24時間をいいます

『休日とは、暦日の午前0時から午後12時までの休業をいう』（昭23.4.5 基発535号）

◆午前0時からの24時間の休業を休日と法律で決められています。8時間3交替勤務の工場などでは例外も認められていますが、医療・介護の職場では認められていません。ですから、夜勤明けの日を休日としてカウントするのは当然ながら認められません。

● 「振替休日」と「代休」の違いを知っておこう！

混乱しないように、要点のみ簡潔に説明します。

　事前に、休日を他の勤務日と入れ替えるのが「振替休日」
　休日出勤した後に、代わりに休日を与えるのが「代休」

◆「振替休日」は労働基準法に定められた制度のため、就業規則に記載して、事前に振替日を特定するなどの規制があります。
◆「代休」は法律に定められた制度ではないため、代休を与えるか与えないか、代休日を病院が指定するか職員が決めるか、1日単位で与えるか半日単位で与えるかなどルールを自由に決められます。

図表25　今さら聞けない「休日」の基本ルール【労働基準法35条関係】

13 ここが変だよ勤務表4 休日処理は振替休日で処理する

Q 師長になって半年。人員にゆとりのないなかで勤務表作成に毎月苦慮していますが、休日や代休の処理の仕方について総務課から「公休日に代休を入れるのは不適切」と指摘されました。たとえば、公休日数10日の月に、勤務調整の都合でスタッフによっては「公休8日、代休2日」となってしまうケースを指摘されたのですが、看護部では当たり前のルールで運用しているため、何が問題なのかよくわからないのです……（200床以上、ケアミックス）。

A 看護部の休日変更処理は
代休ではなく振替休日で処理するのが適切

　前項に続き、振替休日と代休の運用について事例を交えてもう少し詳しく解説します。

　前項の事例1は、公休日数10日の月に「公休1日、代休9日」と勤務表に処理したため、公休日に代休をあてるのは不適切だと事務長に指摘されたケースでした。代休は勤務日に与えるものなので、公休日に代休を入れると結果的に代休を与えたことにはならず、休日出勤分の賃金未払いがそのまま残る可能性があることを解説しました。しかし、その後よくよく話を聞いてみると、勤務表の表記方法に問題はあるものの、実際は「代休も公休日数も確保できている」ということが判明しました。

　看護部の説明はこうです。公休日数10日の月に勤務調整の都合上、公休を9日しか入れられなかったスタッフがいた場合、翌月以降（3カ月以内）に代休を入れる。翌月に代休を入れる場合、公休日数10日なら「公休9日、代休1日」と表記するのがルールになっている。1日足りない公休日数はさらに翌月以降に入れることになっている。結果的に、年間休日数は帳尻が合い、年間の公休日が減っているわけではない、とのことです。

事務長にも再確認したところ、たしかに年間休日数はちゃんと確保できてはいるのですが、なんともわかりづらい「？」運用ルールです。看護部では休日勤務に関して振替休日という発想がなく、すべて代休として処理しているのですが、勤務表の記載方法が独特過ぎて事務部門の混乱を招いたというのがことの顛末です。そこで、こうした勤務実態を確認したうえで、代休ではなく振替休日として運用すべきことを筆者は提案しました。

２カ月間で公休日数を調整する方法に見直し

　前項でも触れましたが、振替休日は、公休日と勤務日を事前に入れ替えることで「休日出勤をする前の措置」です。これに対して代休は、実際に休日出勤をした後にその代償として別の日に休ませることで「休日出勤をした後の措置」です。つまり、勤務表作成後に急な欠勤の代替勤務などで休日出勤した場合に、翌月以降（前項の事例の病院の場合は3カ月以内）に休日を与えるような場合は代休として運用してもよいと解説しました。ただし、代休の場合は、同一月（同一賃金対象月）に与えられず翌月以降に与えると、休日割増（3割5分）が未払いのまま残るリスクもあります。

　そのため、**急な休日出勤をしたわけではなく、勤務表作成の段階で公休日数を調整しているような場合は、振替休日として運用するのが適当**であり、事務部門も混乱しません。そもそも振替休日と代休を区別して運用するのが無理ならば、休日割増の必要性など細かい違いはあるものの、すべて振替休日に統一するほうが間違いが起こりません。

　また、振替休日の期限については、「できるだけ近接した日」とされてはいるものの、法律上は明確な期限は存在しません（代休はそもそも法律にない制度なので病院で自由に決められる）。ただ、多くの企業は賃金計算の関係上、慣例として1カ月以内に休日を振り替えるようルール化しているだけです（**図表26**）。結局、勤務表作成の段階で公休日数

を調整している事例１の病院については、振替休日として運用し、公休
日数を原則２カ月間で調整する方法に改めることにしました（**図表27**）。

【公休日数10日】

1	2	3	4	5	6	7	8	9	10	11	12	13	14	15	16	17	18
土	日	月	火	水	木	金	土	日	月	火	水	木	金	土	日	月	火
／	休	休	早	○	○	休	／	／	休	休	早	⊖	○	休	遅	／	／
												振休		○			

(A)　　　↑ 休日出勤

19	20	21	22	23	24	25	26	27	28	29	30
水	木	金	土	日	月	火	水	木	金	土	日
休	休	○	○	○	⊖	遅	休	休	早	遅	／
					振休						

(B)

【原則】　15日に休日出勤することが事前にわかっている場合、休日の振
替日は、15日より前（A）でも、後（B）でもどちらでもよい。「できるだけ近接
した日」が原則なので、給与計算上は遅くとも同月内に振り替えるのが一
般的。

【現実】　事例の病院のように、勤務表作成の段階で公休日数が1日足り
ない（入れられない）場合は上記の原則パターンがとれないため、翌月の
勤務表で調整する（図表27へ）。

図表26　振替休日は「同月内で振り替える」のが理想

110

◆当月　　　　　　　　　　　　　　　　　　　　　　【公休日数10日】

1	2	3	4	5	6	7	8	9	10	11	12	13	14	15	16	17	18
土	日	月	火	水	木	金	土	日	月	火	水	木	金	土	日	月	火
／	休	休	早	○	○	休	／	／	休	○	早	○	○	休	遅	／	／

公休を9日しかいれられなかった →

19	20	21	22	23	24	25	26	27	28	29	30
水	木	金	土	日	月	火	水	木	金	土	日
休	休	○	○	○	○	遅	休	休	早	遅	／

◆翌月　　　　　　　　　　　　　　　　　　　　　　【公休日数10日】

1	2	3	4	5	6	7	8	9	10	11	12	13	14	15	16	17	18
月	火	水	木	金	土	日	月	火	水	木	金	土	日	月	火	水	木
／	休	休	早	○	○	休	／	／	休	休	早	○	○	休	遅	／	／

↑　前月分の振替休日

19	20	21	22	23	24	25	26	27	28	29	30	31
金	土	日	月	火	水	木	金	土	日	月	火	水
休	休	○	○	休	○	遅	休	休	早	遅	／	／

> この病院では、勤務調整の都合で公休が1日少ない職員には、翌月1日多く入れる。ただし、5月など、もともと休日の多い月は3カ月などのロングスパンで調整してもよいこととした。最終的に、公休と振替休日を合わせて年間休日数（年により異なる）が確保できるようにする。

図表27　公休日数は原則2カ月間で調整する

Column 3

看護職のタスク・シフト／シェア③
先進事例の収集に役立つ日本看護協会のポータルサイト

　医療職のタスク・シフト／シェアの取組事例の参考になるのが、日本看護協会の「看護業務効率化　先進事例収集・周知事業ポータルサイト」（https://kango-award.jp）です。同サイトでは、タスク・シフト／シェアや看護業務のAI・ICT化による先進的な事例を紹介しているので、一例を簡単に取り上げておきましょう。

■病棟薬剤師との役割委譲・協働による病棟薬剤管理業務の見直し
　◇社会医療法人石川記念会 HITO病院（257床・愛媛県）
　病棟の薬剤管理業務について、看護師の時間外勤務の多さ、薬剤管理・準備・配薬に関するインシデントが繰り返される等の課題を克服するため、病棟薬剤管理業務内容を明確にし、看護師・薬剤師が専門性に応じた役割を実践することを看護部・薬剤部共通の目標に掲げ、看護師から薬剤師への業務委譲を行った。その結果、薬剤師と看護師の連携が強化され、夜勤看護師の始業前出勤（前残業）の減少、看護師のベッドサイド訪室時間の充実、急性期病棟の薬剤関連インシデント発生数の減少等、さまざまな効果がみられた。

■小児集中治療室で取り組む看護師による特定行為実践とタスク・シフト
　◇東京都立小児総合医療センター（561床）
　小児専門病院という特性から処置やケアの難易度が高く、診療の補助業務を医師が担っていたことによる看護業務の滞りを、特定行為研修を修了したPICU看護師の活用による医師業務のタスク・シフト。これにより年間で約400時間の医師の労働時間を削減し、医師の迅速な支持・処置へとつながったことで看護師の業務指示待ち時間の削減につながった。その結果、最大で8時間の患者の待ち時間を大幅に減少し、患者にタイムリーな症状緩和を図ることを達成した。また、待たされる、ケアができない、予定どおりに進まないといった看護師の精神的ストレスが軽減にも。

第 4 章

育児・介護休業と
副業・兼業のマネジメント

1 スムーズな職場復帰のための効果的な取組事例

 育児休業から職場復帰する際、夜勤免除や短時間勤務など希望に応じて個別対応していますが、「シフトに勝手に夜勤を入れられた」「時短勤務なのに残業させられた」といったトラブルがときどき起こります。職員に周知されているはずなのですが……（200床未満、ケアミックス）。

A スムーズな職場復帰のための「確認書」

　第1章でも取り上げましたが、夜勤免除は、採用したいがための場当たり的な対応や「言ったもの勝ち」にならないように、要件を明確化することが、「夜勤をしない正職員」と「夜勤負担のある正職員」との間の納得感ある処遇につながります。

　夜勤免除にも育児短時間勤務にも個別対応はしていたとしても、人事制度としてきちんと運用する必要があります。そして、職員間のコンセンサスがきちんととれていれば、「時短勤務者は早く帰るように周りのスタッフが気遣っている」、「夜勤免除や育短勤務のスタッフは比較的手のかからない軽い部屋割りにしている」といった職場風土が醸成されている病院もあります。

　夜勤免除や短時間正職員を人事制度として導入している関東地方のあるケアミックス病院（150床）では、15年以上前に多様な勤務形態を人事制度として導入し、現在は5つの勤務形態があります（通常のパート勤務は除く）。夜勤免除のほか、休日指定や勤務時間指定ができるのが特徴で、職員の多様な要望に応える一方、勤務制限なく働く職員との不公平感については、賞与と退職金の減額調整で「公平性」を担保する方式を取っています。

　この免除勤務は中途採用の看護師のほか、一部事務系職員も対象にし

ていますが、多くは育児休業明けの勤務形態を選択する際に利用されています。特徴的なのは、職場復帰の際に提出してもらう「職場復帰確認書」（**図表28**）を理事長決済まで上げることです。本人希望はほぼ通る仕組みですが、理事長・院長など経営層の決済まで得ることで、制度の周知徹底を図ることはもちろん、子育て支援について経営層の理解を得る仕組みにしています。

　人事と各部署間で制度運用がスムーズに行われていれば問題ないのですが、そうでない場合、事務担当者が変わると対応も変わるなど、かえって不公平感が生じることにもなりかねません。基準やルールがあいまいな場当たり的な対応は、かえって働きにくさを助長します。

「育休中に働いてもらう」と発想転換でスムーズな職場復帰に

　スムーズな職場復帰のための「慣らし運転」を実施している病院もあります。本人の希望であること、働くときだけ子どもの面倒を見てくれる人がいるなど条件つきですが、「月・水の午前中だけ」「土曜日だけ」などと本人と相談して短時間働いてもらいます。

　ポイントは「働きすぎない」ことです。これは育休中にもらえる雇用保険の育児休業給付金と関係するからです。育児休業給付金は、支給開始から最初の6カ月間は賃金の67％、7カ月目以降は50％支給となります。期間中に働いて賃金を得た場合、得た金額により支給額が減額され、働いた日数が10日を超えてかつ80時間を超えると支給されません。ただ、7カ月目以降は得た賃金がもとの報酬の30％（6カ月までは13％）を超えなければ満額の50％支給されます。たとえば、もとの報酬が月30万円であれば、育休7カ月目から働いた報酬が9万円以内なら減額調整はされません。これを人事制度として運用しているこの病院では、育休明けのスムーズな職場復帰につながることはもちろん、育児短時間勤務がフルタイム勤務にステップアップしやすいといいます。

医療法人○○会　理事長宛

職場復帰に対しての確認書（職場復帰予定1カ月前までに所属長と相談の上、提出下さい）

令和　　年　　月　　日

所属部署：＿＿＿＿＿＿＿＿＿＿

氏名：＿＿＿＿＿＿＿＿＿　印

子＿＿＿＿＿＿（R　年　月　日生）出産、育児の為休業をしておりましたが、令和　　年　　月　　日に復帰を予定しております。復帰に際しては所属長と相談し、下記の勤務形態を希望致します。以下○を記入し必要であれば、内容を記載ください。

（1）出勤日について
①通常通り　②4週8体では働けません　③土曜など特定の日の休みを希望します
週　　日勤務　　　　　　　　　　曜日の休みを希望
◆出勤日の変更が有る方は「育児短時間勤務」を提出して下さい。

（2）勤務時間について
①通常通り　②短縮勤務を希望します　出勤　：　／退勤　：　の　　時間
◆短縮勤務者は「育児短時間届」を提出してください。
◆注意：30時間未満の勤務の場合は、健康保険・厚生年金が喪失（脱退）になります。

（3）時間外の扱いについて（通常勤務の他の職員と変わらず出来るか）
①通常通り　②通常の時間外勤務が出来ません

（4）休日・夜勤・早出・夜間診療等の扱いについて
（年末年始含め通常勤務の他の職員と変わらず出来るか）
①通常通り　②休日は出来ません
①通常通り　②夜勤は出来ません
①通常通り　②早出・遅出・夜間診療が出来ません

提出にあたり
　（1）～（4）の問いのなかで通常通り以外を記入した方は身分変更届を提出して下さい。なお、勤務時間が短縮になりますと基本給も変更します。詳細は庶務課より後日ご連絡します。
「時間短縮届」「身分変更届」を提出後、通常の勤務に戻る場合には「身分変更届」が必要となりますので、所属長に相談して変更届を提出して下さい。
ご不明な点は庶務課までご連絡ください。

所属長	事務長	院長	理事長	庶務課	経理

庶務欄：給与変更　有・無　身分変更　有（　　　　⇒　　　　）・無

図表28　職場復帰確認書

116

2 育児短時間勤務者を"戦力"にするには発想の転換が必要

 １カ月後に育児休業から復帰予定の常勤の介護職員がいます。人員不足のため本人と相談し、日勤帯のみ育児短時間勤務（6時間）を利用してもらい、両親の協力が得られるため、早番・遅番は所定の8時間勤務が可能とのことです。このように交代制勤務で日勤帯のみ育児短時間勤務を利用しても問題ないでしょうか（200床未満、ケアミックス）。

②育児短時間は法律で認められている制度とはいえ、忙しい夕方の時間帯に育短職員が抜けると人員補充しなければ対応できません。本人も「早退しづらくて……」と気が引けるし、独身の若いスタッフからは「子どものいる人ばかり優遇されて……」と不満の声も。そのあたりのコンセンサスをどう取ればよいでしょうか（200床以上、ケアミックス）。

A 育児短時間勤務者でも、本人の状況が許せば早番・遅番も

国策として充実化が進む子育て支援で労働者はさまざまな制度を享受できる一方で、「制度を利用するだけして、結局は退職してしまう」「パート勤務で職場復帰してそのまま常勤に戻らない」といった看護職場の困惑は増すばかり。組織としての今の子育て支援は「お互いさま」の精神論ではなく、制度としてきちんと運用していくことが重要です。

日勤は6時間の育児短縮勤務を利用し、早番・遅番は8時間勤務という取り扱いはとくに問題ありません。育児・介護休業法で定める育児短時間勤務制度は、最低限、1日の所定労働時間を「6時間」とする選択肢を用意しておけばよい制度なので、6時間以外の勤務時間を任意で設定することができます。

日によって勤務時間を変えたり（週3日は半日勤務、週2日はフルタイムなど）、1日の所定労働時間はそのままにして勤務日数を少なくす

ることも可能です。30分刻みで勤務希望に個別対応したり、小学校就学前まで利用可能にしたり（育児・介護休業法は３歳まで）、柔軟に対応する施設も増えました。また、育児短時間勤務者に夜勤をやってもらうことも可能です。育児短時間勤務＝夜勤免除ではなく、本人の同意を大前提に、深夜に常態として子どもの面倒を見ることのできる16歳以上の同居の家族がいる場合は夜勤をやってもらうことはできます。

　現実問題として育児短時間勤務を利用する職員は、核家族化や両親も就業しているなどで夜勤ができない人が多いのですが、看護職より介護職の人員不足が深刻な状況下では背に腹は代えられません。ただし、人手不足の折とはいえ、本人があまり無理をしないよう、家庭状況などの変化にも気遣いながら対応していくとよいでしょう。

時短ではなく、日数を短縮する「週休３日型」の育児短時間勤務

　働き方改革によって、組織を挙げてワーク・ライフ・バランスに取り組む施設が増えるなか、経営との両立が大きな課題としてのしかかっています。育児短時間勤務や夜勤免除といった施策と働き方改革を両立させるには、「増員」が不可欠です。増員により働きやすい環境を整え、離職率を減らして採用コストを抑える。人員が充足すれば、収入増につながる新しい施策にも取り組める。発想を転換し、こうした好循環を構築していく必要があります。

　発想の転換という意味では、育児短時間勤務を応用して経営メリットにつなげている事例があります。育児短時間勤務は、本来は保育園のお迎えの時間等を考慮して、６時間など所定労働時間を短くして週５日働くパターンが通常です。それを、本人の希望のもと、１日の勤務は所定労働時間働いて週４日勤務する、つまり休みが１日多い「週休３日型」にするというものです。

　通常、短時間勤務者が病棟に数人いると、夕方の人員不足を代替要員の正規職員で補充することになり、人件費が増大します。フルタイムの

職員が1人増員すると、育休者が復帰した場合は余剰人員になってしまうこともあります。週休3日型の看護師がいることで欠ける日数分については、同じ週休3日の看護師を配置するなどシフト調整することで、この病院では人件費をコントロールしています。とくにゴールデンウィークのある5月のような公休日数の多い月は、週休3日型の看護師に本人の承諾のもと出勤日数を増やしてもらうなどして対応し、ユーティリティプレイヤー的な存在として働いてもらうことができ、経営効率も高いといいます。

それ以上に、週休3日型の勤務ならば日勤の終業時刻まで働いてくれるため、本人も早退せずに気兼ねなく働けるうえ、休日が1日増えることで子どもと過ごせる時間が増えるのもメリットだといいます。「終日病棟にいる」ことで、師長や主任など中間管理職にも短日数勤務は利用しやすいメリットがあるようです。

　一般的に「週休3日型」の勤務形態は次の3つの制度に区分されます。

❶休日が増えて給与は変わらない「給与維持型」

休日を1日増やして週の労働時間を減らすが、給与は維持する。仕事量も変わらないので、従業員が生産性を上げることが想定されており、労使双方にとってハードルが高く導入しづらいケース。

❷労働時間が減り給与も減額する「給与減額型」

休日を1日増やして労働時間も減らし、それに応じて給与も減らすもの。週40時間労働が週32時間になり、比例して給与を80%にするケース。大手銀行なども導入を開始しました。週休3日型の育児短時間勤務もこのタイプに含まれます。

❸労働時間も給与も変わらない「総労働時間維持型」

休日を1日増やす一方で、労働時間は変えないパターン。たとえば、1日の所定労働時間を8時間から10時間に増やして10時間×4日＝40時間と週の労働時間は変えないケース（変形労働時間制を適用）。

3 男性看護師が３カ月の育休希望！ そのとき、職場はどう対応するか

 男性准看護師（30代）が３カ月間の育児休業を取得したいと申し出てきました。当院で男性の育児休業は初めてで困惑しています。人員不足でシフトに影響が出るとはいえ、申し出を拒否するわけにもいきません。また、女性の育休と手続き等は同じなのでしょうか（200床以上、ケアミックス）。

Ａ 男性の育児休業取得が 当たり前の時代に対応できる職場に

筆者の顧問先病院の事務長から相談されたことです。

朝９時、「看護部で新たな問題が発生しました！」が電話からの第一声でした。何かと人事トラブルの多い病院なので「今度はなんだ」と恐る恐る聞いてみると、「男性看護師が育児休業を３カ月取りたいと言ってきました」とのこと。「え、新たな問題なのか……？」。

男性の育児休業は職場によっては一大事です。看護職の男性比率が高い職場ほど男性の育児休業を見据えた人員体制を考慮する必要があります。とくにこの病院の看護部は看護・介護職の男性比率が約４割と高く、本来は慌てふためいている場合ではないはずなのですが、３カ月という期間の長さに困惑するのも無理はないかもしれません。結局、本人と相談して１カ月の休業で落ち着きました。

なお、男性が育児休業を取得する場合も、取得要件や手続き、社会保険料の免除については女性の場合とまったく変わりません。

2022年10月１日施行の「産後パパ育休制度」とは？

「産後パパ育休」（出生時育児休業制度）は、これまでの育児休業制度とは別に、男性が子どもの出生から８週間までの間に、４週間の育児休

業を 2 回まで分割して取得できる制度です。通常、育児休業は 1 人の子どもにつき 1 回しか取得できませんが、出生後 8 週以内に父親が育休を取得し、かつ復帰した場合にのみ、再取得できるというものです。そのため、出生時や退院時など、通しで休まなくても必要なタイミングで休業を取得できるようになります。

　併せて、これまでの育休制度も 2 回まで分割して取得することが可能となり、産後パパ育休を取得した後に育児休業を取得することも可能で、男性は育児休業を子どもが 1 歳になるまでに最大で 4 回に分割して取得できることになります。そのため、夫婦が育休を交代で取得しやすく、円滑な職場復帰につながることが期待されています。

　加えて、これまでは育児休業の開始日が各期間（1 歳〜1 歳 6 カ月、1 歳 6 カ月〜2 歳）の初日に限定されていたため、その時点でしか夫婦が交代できないという課題がありました。しかし、改正法により開始時点が柔軟になり、1 歳から 1 歳 6 か月に達する「途中で交代」が可能になりました。

男性の育休が義務化されたわけではない

　一部で誤解を招いているようですが、男性の産休・育休取得が義務づけられたわけではなく、子どもが生まれる従業員へ企業側から育休取得を働き掛けることや制度を周知するなど職場環境を整備することが義務づけられたものです。参考までに、職員への周知用に、新制度と子育て支援制度全般の理解を深めるために筆者が顧問先用に作成したリーフレット（**図表29、30**）を掲載しました。

　また、「男性の育休」ばかりに注目されがちですが、職場の女性職員が育休に入る際、夫も含めて夫婦が交代で分割して育休を取れるようになれば、この女性職員は子が 1 歳になるまで丸々育休を取らずに働いてくれることも。こうしたことが今後は実際にあり得るということです。

お母さん、お父さんになる職員さんへ

― 育児休業がより柔軟に取得できるようになります―

《産前産後休業、育児休業、両立支援制度の概要》
※このリーフレットで「規則」とは、当法人の「育児・介護休業等に関する規則」を言います。

◆産前産後休業

産前6週間（双子以上は14週間）、産後8週間の就業が免除されます。ただし、産後6週間経過後に、本人の希望があって、医師が支障ないと認めた業務については就業可能です。

◆育児休業【規則第2条～第5条】

1歳未満の子を養育する男女職員は、子が1歳（保育園等に入れないなどの場合は最長2歳まで）に達する日までの間、希望する期間、育児休業を取得できます（両親ともに育児休業を取得する場合は、子が1歳2か月に達するまでの間の1年間（「パパ・ママ育休プラス」）。

新設 ◆出生時育児休業（産後パパ育休）【規則第6条～第9条】

2022年10月1日施行の新制度。産後休業をしていない職員（主に男性）は、育児休業とは別に、<u>子の出生後8週間以内に4週間まで、2回に分割して休業を取得することができます。</u>

◆所定労働時間の短縮（育児短時間勤務）【規則第19条】

3歳未満の子を養育する職員は、1日の所定労働時間を6時間とするなど短時間勤務が可能になります。

◆所定外労働の制限【規則第16条】

3歳未満の子を養育する職員は、希望により、所定労働時間を超える残業が免除されます。

◆子の看護休暇【規則第14条】

小学校入学前の子を養育する職員は、1年に5日（子が2人以上の場合は10日）まで、病気やけがをした子の看護や予防接種等を受けさせるための休暇が取得できます。

◆時間外労働・深夜労働の制限【規則第17条・第18条】

小学校入学前の子を養育する職員は、希望により、1か月24時間、1年150時間）を超える時間外労働及び深夜労働（午後10時から午前5時まで）が免除されます。

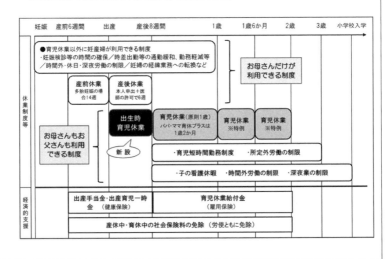

図表29　新制度の院内周知用リーフレット作成例（表面）

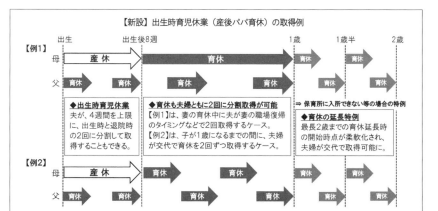

【新設】出生時育児休業（産後パパ育休）の取得例

《休業・休暇中の経済的支援》
※育児休業や子の看護休暇等の両立支援制度の利用期間は給与は支給されません。

◆出産育児一時金・出産手当金
　出産すると健康保険から1児につき42万円の出産育児一時金が支給されます。また、産前産後休業の期間中、1日につき給与の3分の2相当額の出産手当金が支給されます。

◆育児休業給付金・出生時育児休業給付金
　1歳（最長2歳まで）について、原則2回の育児休業まで、雇用保険から育児休業給付金が支給されます。出生時育児休業を取得した場合も出生時育児休業給付金が支給されます。給付割合は、育児休業開始日から180日は休業開始時賃金日額の67％、181日目以降は50％の給付金が支給されます。

◆社会保険料の免除
　産休中、育休中、出生時育児休業中は、社会保険料の支払いが免除され、免除された期間分も将来の年金額に反映されます。また、給与所得がないので雇用保険料も生じません。

◆所得税・住民税
　育児休業給付は非課税なので、所得税は差し引かれません。育休中の住民税は支払う必要がありますが、次年度の住民税の決定を行う上での収入には算定されません。

<収入イメージは、手取り給与水準で育児休業前の約80％>

育児休業前

給与	230,000円
所得税	5,000円
社会保険料	30,000円
雇用保険料	1,200円
住民税	15,000円
手取り額	178,800円

育児休業中

育児休業給付金	154,100円
所得税	0円
社会保険料	0円
雇用保険料	0円
住民税	15,000円
手取り額	139,100円

※金額は概算

スムーズに育休に入るためにも、職場の事情を考慮しながら、休業開始時期や休業期間については所属長や事務長ともよく相談して決めてくださいね。

■問い合わせ先　総務課

図表30　新制度の院内周知用リーフレット作成例（裏面）

4 レアケース対応か。
80歳のパート看護師が介護休業を申し出てきた

 雇用期間に定めのない当院では、パート職員も常勤と同じで65歳定年ですが、定年後も本人が就業を希望し、とくに問題ないと法人が認めれば継続雇用されます。「働きたいだけいていいよ」というのが理事長の方針ですが、先日、ちょっと困ったことがありました。80歳のフルタイムのパート看護師から、85歳の夫の介護のため「介護休業は取れますか？」と相談されたのです。年齢やパートであることを理由に拒むこともできませんし、どう返答してよいものか困っています（200床以上、ケアミックス）。

 ## 80歳のパート看護師が
85歳の夫を介護するための介護休業

　これは3年前、筆者の顧問先の1つである精神科病院で事務長に相談されたケースです。この問題は、80歳のパート職員に介護休業の取得を認めるべきか否かということだけではなく、この病院における定年制や継続雇用制度のあり方を見直す視点にもなりました。

　介護休業制度の対象者については、労使協定により以下の労働者を除外対象にできます。

①入職1年未満の職員

②介護休業申出の日から93日以内に雇用関係が終了することが明らかな職員

③1週間の所定労働日数が2日以下の職員

　常勤かパートかを問わず、職員の年齢を問わず、上記の要件に該当せず、雇用の継続が見込まれるかぎり「80歳のパート職員」でも介護休業の申し出を拒むことはできません。しかし、介護休業制度の趣旨は雇用の継続を前提とした制度であり、80歳を超えた職員の雇用継続を想定しているとは思えません。当初は「老老介護」を心配しましたが、実情は

違うことがわかり、"現実路線"を提案することにしました。

「老老介護？」と思いきや……

　80歳のパート看護師のTさんは、職員からも患者からも親しまれている、気さくで元気な職員です。そんなTさんが事務長に介護休業について相談してきたのは6月中旬のことです。

　Tさんには85歳になる要介護3のご主人がいて、最近、状態がよくないため今まで以上に家族の介護が必要になりました。そんななか、Tさんの息子さんがコロナの影響で失業して求職中、ハローワークで介護休業が利用できることを知り、Tさんに進言したようです。Tさんは介護休業が何かもわからず、息子さんに言われるがまま事務長に相談してきたようです。事務長がTさんによくよく話を聞いてみると、息子さんはTさんに休業してもらい、息子さんの子ども、つまりTさんに孫の面倒を見てほしいというのが本当の理由のようです。

　Tさんにとって看護師の仕事は「生きがい」だから80歳でも元気にフルタイムで働けている。そう考えると「働きたいだけいていいよ」という理事長方針も一概に否定はできないのですが、心配したのは、休業してご主人の介護をするようになると老化が一気に進むのではないか、介護休業はTさんにもメリットがないのではないかということです。

　そこで、制度の趣旨からして介護休業は適用できないが、週2、3日働きながら（法人としては働いてもらいたいという意思を伝え）、残りの日をご主人の介護にあてたらどうかと提案し、Tさんも理解してくれました。しかし、家族と相談した結果、当面パートの仕事をお休みして介護に専念することになりました。そして現在、Tさんが再びパートで働き始めたという話は聞いていません。

　この一件は、無期雇用契約のあり方や65歳以降の再雇用の内規化など、高齢者雇用のあり方を理事長が見直すきっかけにもなりました。

5 看護・介護職に 「副業・兼業」は認められるべきか

 医師の副業は暗黙の了解となっていますが、看護職や介護職など医師以外の職種から「医師は認められてなぜほかの職種は禁止なのか？」と副業の要望が一部にあります。最近は働き方改革の影響で副業・兼業を容認する流れにありますが、医療機関ではどこまで認めるべきでしょうか。また、病院職員の副業制度について、法規則等は整備されているのでしょうか（200床以上、ケアミックス）。

医師の副業と同列には語れない
副業は原則禁止、認めても許可制に

　意外に思うかもしれませんが、「医療・福祉」業界は副業している人の数が最も多い業種です（**図表31**）。しかも、同じ業種内で副業する人の割合が他業種に比べて高く、資格や経験を活かして副業をしている現状がうかがえます。パートの介護職が複数の介護施設をかけもちで働いたり、臨床心理士が放課後等デイサービスと精神科クリニックの仕事をかけもちしていたり、雇用形態や職種により副業が許容されているケースもあります。

　ただし、医師の副業と他職種の副業を同列に語ることには違和感があります。宿日直体制の維持など、医師の副業は地域医療体制の確保に直結している側面があるため、医師と同じようには副業を容認できないことを職員に理解してもらう必要があります。少し前のデータですが、厚労省の企業調査（平成30年）によると、副業・兼業について「許可する予定はない」という企業が75.8％にのぼり、医療機関でも就業規則に兼業禁止規定を置く施設が多いと思います。自施設に対する十分な労務の提供と医療安全の観点からも、医療機関では医師を除いて副業は原則禁止とし、認めるとしても、雇用形態や職種、副業の内容により「許可制」とすべきだと私は考えます。

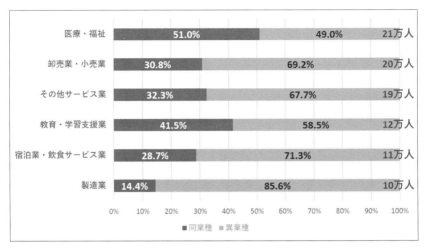

※経済産業省「労働市場の構造変化の現状と課題について」（平成31年）

図表31　副業者数上位6業種の「副業の業種の割合」

　また、病院職員の副業に関する法規制については、国公立病院に勤務する職員は国家公務員法及び地方行員法で副業が禁止されているほか、管理薬剤師も薬事法により薬局以外の場所で薬局の管理・薬事に関する実務に従事することが禁止されています。それ以外の職種、民間病院に勤務する職員については、もっぱら勤務先の就業規則の定めによります。

【紛争事例】

禁止されている副業をとがめられ退職を強要され紛争に

　特別養護老人ホームに勤務する介護職員が禁止されている副業をしていたことで退職を強要され、逆にパワハラを主張して紛争となった事例を1つ紹介しましょう。

　この紛争は「調停」という制度を利用したものですが、職場のパワーハラスメント等の問題で労働者が申請した場合に、解決を強制するものではなく、調停委員会が間に立って、労使間の自主的な歩み寄り（和

解）を働き掛けるもので、裁判とは異なります。そのため強制力は弱く、労働者が申請したとしても、事業主側が不服として参加しない場合はそこで調停は打切りとなります。

　ここで紹介する事案も、介護職員の男性（正規職員）はパワハラによる退職強要を主張しましたが……。

申請人Ｃの主張

▶2018年4月、理事長の承認を得て副業（介護施設）を始めた。

▶2020年12月、Ｆケースワーカー長から新型コロナの非常事態宣言中は副業を控えるよう指示があり、2021年3月中旬まで控えたが、非常事態宣言が解除された後の4月から副業を再開した。

▶新設の施設に異動後の11月、施設長から「俺は副業のことは聞いていない。副業を辞めないなら始末書を書け」と言われた。副業をしなければ収入が10万円減るため、「今すぐには辞められません」と断った。

▶その後、Ｔケースワーカー長から、ほかの施設へ異動するか、退職するか、始末書を提出して副業を辞めて施設に残るかを決めるように言われた。

▶通勤の便が悪くほかの施設に勤務するのは困難。副業は許可を得ていたので始末書を提出するつもりもないため、翌2022年1月15日に退職。現在は別の施設で介護職員として勤務している。

▶退職後の2022年4月、理事長に抗議文を送付。パワハラによる退職強要、経済的精神的損害の補償金として80万円の支払いを求めるも、理事長からはパワハラに対する責任は認められない、補償金の支払いも拒否された。

▶その後、本人は調停を申請。

法人（施設長）の主張

▶副業を辞めるようには言ったが、退職の強要はしていない。

▶新型コロナの前は法人として副業を認めていたが、2020年8月の内規

で副業禁止となり、理事長の承認が必要となった。この内規は掲示し、全職員に周知した（Cは内規の説明や掲示はなく知らなかったと主張）。

▶2020年12月に、Fケースワーカー長経由で申請人から「副業はやっていない」と聞いていた（2021年4月からCは副業を再開しているが、緊急事態宣言解除後も副業禁止とは知らなかったというのが理由）。

▶2021年11月に、申請人が副業をしていることが発覚したため、始末書を提出するように話したが、（前勤務先の）Fケースワーカー長には副業の許可をもらっているとの回答。新型コロナ感染対策のため現在の法人のルールで副業は認められないことを告げると、「副業しなければ収入が10万円減るため辞められない」と言い、「申し訳ありませんが、副業できるほかの施設に行きます」との申し出があり、退職することとなった。

▶こちらの認識としては、Cが副業できる施設を選択して、自ら退職していったということであり、調停のような事態になったことに驚いている。

申請人の請求

認められていたはずの副業をとがめられ、始末書の提出や退職を強要された経済的精神的損害として補償金80万円（手当・賞与・慰謝料等）のほか、法人として行為者を指導することと、自身への謝罪を求めた。

調停結果

法人側はパワハラ等の事実を認めず、不参加のため、調停は打切りとなった。

この事案は法人側にしてみれば、理不尽ともいえますが、申請者の切実な状況にも理解できなくはありません。

6　認める場合でも「許可制」とし、副業先の状況を把握する

 先日、病棟勤務の看護師が非番の日に他施設で夜勤のアルバイトをしていることが発覚し、併設の老健の介護職の副業も相次いで発覚しました。両者ともに「収入を増やしたい」というのが副業をしている理由なのですが、就業規則の兼業禁止規定の話をしたところ、その看護師は「勤務時間外をどう利用しようと自由なのでは？」と主張します。こうした場合、就業規則を盾に副業を辞めさせたり、懲戒処分を課しても問題はないでしょうか（200床未満、ケアミックス）。

A 「労働時間の通算」の問題が副業禁止の根拠にもなり得る

　この看護師が主張するように、労働者が勤務時間以外の時間をどのように利用するかは自由であり、職業選択の自由（憲法22条1項）の観点からも、副業は労働者の自由に委ねられています。他方、副業は無条件に認められるものではありません（逆に言うと、理由もなく副業を禁止することはできません）。裁判例から、副業禁止が認められるケースとして次の4点があげられています。

①労務提供上の支障がある場合
②業務上の秘密情報が漏洩する場合
③競業により自社の利益が害される場合
④自社の名誉や信用を損なう行為や信頼関係を破壊する行為がある場合

　②③は主に一定以上の役職者について問題になりやすく、看護・介護職の副業はもっぱら①のWワークによる健康リスク（＝医療安全リスク）の観点から、企業の安全配慮義務が問われるために禁止条項とするもので、その根拠規定をしっかりと定める必要があります（**図表32**）。

副業については、労働基準法の「労働時間の通算」（法第38条１項）の原則に注意する必要があります。２つの職場で働いた場合に、本業と副業の労働時間を通算して「１日８時間、１週40時間」の法定労働時間を超えた部分は時間外労働とされます。１日のうちに、Ａ病院で６時間、Ｂ施設で４時間働いた場合に、法定労働時間を超える２時間分の割増賃金の支払い義務があるのは、労働者と「時間的に後で契約した」ほうとなります。ただし、副業先の勤務状況の確認は「自己申告」が基本とされているため、職員が申告しなければ表に出ることはありませんし、副業先の労働時間を管理しようとすると、許可制・届出制にするなど、自施設で独自に確認する仕組みをつくる必要があります。**図表33**のような事項程度は報告させることで、「労働時間の通算の対象になり得るため副業は認められない」と職員に説明することができます。

（兼業の届出）
　第〇条　職員は、勤務時間外において、当院の許可なく他の医療機関等の業務に従事してはならない。
　　２　職員は、他の医療機関等の業務に従事する場合は、所定の様式（※図表33）で当院に届け出なければならない。当院の許可なく他の医療機関等の業務に従事した場合には、懲戒処分を課すことがある。
　　３　前項の業務に従事することにより、次の各号のいずれかに該当する場合には、当院はこれを禁止または制限することができる。
　　（１）労務提供上の支障がある場合
　　　　・副業及び兼業が原因で当院の職務が十分に行えない場合
　　　　・長時間労働など職員の健康に影響が生じるおそれがある場合
　　（２）企業秘密及び患者情報が漏洩する場合
　　（３）当院の名誉や信用を損なう行為等がある場合
　　（４）競業により、当院の利益を害する場合
　　（５）当院より先に労働契約書交わしている場合

※（５）は、労働時間の通算の対象となる場合に、副業先との契約が先だと当院に割増賃金の支払い義務が生じる可能性があるために禁止条項とするもの

図表32　副業・兼業に関する規定例

兼業許可申請書

理事長		年　　月　　日　申請
	所属	
	職名	
	氏名	㊞

就業規則第〇条の規定に基づき、次のとおり兼業の許可を申請します。

兼業先区分	□ 医療機関　　□ 介護施設　　□ その他（業種：　　　　　　　）			
兼業先名称				
所在地	（〒　　　－　　　　）			
従事する業務内容				
雇用契約締結日	令和　　　年　　　　月　　　　日			
契約期間	令和　　年　　月　　日　から　令和　　年　　月　　日　まで			
所定労働時間等	所定労働日	月・火・水・木・金・土・日	※〇で囲む	
	所定労働時間	1日　　　時間	週　　　時間	
	始業・終業時刻	時　　分　から　　　時　　分		
	※曜日により異なる場合はカッコ内に記入	（　　　　　　　　　　　　　　　　　　　）		
所定外労働の見込み	なし　／　1日　　　時間、週　　　時間程度			

※兼業先からの依頼文書等（講演依頼・原稿依頼等）があれば提出してください。
※上記事項に変更があった場合、速やかに届け出てください。

所属長	事務長	病院長	理事長	庶務課

※届出様式では、副業先の事業内容及び業務内容、雇用契約の締結日と契約期間、所定労働日と労働時間、始業・終業時刻等を確認し、労働時間の通算の対象となるかどうかを判断できるようにする。

図表33　「許可制」で副業・兼業先の状況を把握する

第 5 章

ハラスメントの
マネジメント

1 「パワハラ義務化」とは いったい何が義務化されているのか

 パワハラ対策として、当院では総務課長を相談窓口とした以外に、研修などはとくに行っていません。最近は、スタッフを少しきつく叱るだけで「それはパワハラです」と言い出す者がいて、「パワハラ防止を打ち出すと逆に指導が難しくなる」と管理職からの反発もあります。指導とパワハラの線引きをどう考えて、周知すればよいでしょうか（200床以上、急性期）。

A 「パワハラは許さない！」の周知と
相談窓口を決めて周知すること

世間がコロナ対策に追われる2020年6月1日、パワハラ防止義務を規定した法律（改正労働施策総合推進法）が施行されました（中小企業は2022年4月から適用）。いったい何が義務化されたのでしょうか。

改正法は罰則を伴う禁止規定ではないですが、事業主が適切な措置を講じていない場合には労働局の指導対象となり、悪質な事例については企業名を公表できます。労働局による紛争解決制度についても、強制力のない「あっせん」から、セクハラと同様にやや強制力のある「調停」が追加されました。問題を放置したり、うやむやにしたりすることは許されませんが、パワハラ防止に取り組む場合の盲点となりやすい実務上の注意点がいくつかあります（**図表34**）。

■相談窓口の設置

病院の場合、人事総務などのしかるべき職員を相談窓口に据えるケースが多いと思います。役割を一次対応にとどめ、提携する外部の専門機関へ引き継ぐ仕組みにしているところもありますが、うまく機能しているケースは少ないようです。やはり院内の人材で解決をめざすべきでしょう。相談窓口の機能については詳しく後述します。

パワハラ防止のために企業に義務づけられていること

パワハラ防止措置義務（改正労働施策総合推進法）
＊2020年6月1日施行（中小企業は2022年4月施行）

- **相談窓口の設置**
- **パワハラ防止について職員への周知・啓発**
  （ポスターの掲示、院内研修など）
- **被害者へのケアや再発防止に取り組む**
- **加害者に対する懲戒規程の整備**

事業主が適切な措置を講じていない場合には、
労働局による**助言・指導・調停**の対象となる。

> 上記のハラスメント防止措置を取っていないと、調停の際に法違反が認められるとして、調停結果が事業主側に不利に働く場合もある

図34　パワハラ防止に取り組む場合の実務上の注意点

■職員への周知・啓発（ポスター掲示、院内研修など）

　啓発については、厚労省が作成した啓発ポスターを掲示するケースもありますが、「この病院はパワハラがあるのかな」と思われかねないため、更衣室や休憩室など患者の目に触れない場所に掲示してください。

　院内研修は一定の効果が期待できます。今回示された「パワハラにあたるかどうか」の判断基準（**図表35**）についても研修を通じて管理職および職員に周知していく必要はあるでしょう。また、管理職に対してパワハラ防止の啓発や教育を行う際、「パワハラ」という直接的な表現ではなく、「アンガーマネジメント」などをテーマにしたほうが管理職も受け入れやすく、スキルアップにつながるかもしれません。

　いきなりポスターを掲示したり、研修を実施したりすることに抵抗感があるような場合、師長会議や衛生委員会などの議題に取り上げて、ワンクッション置いてからのほうが職員に受け入れられやすいでしょう。

■被害者へのケアや再発防止に取り組む、加害者に対する懲戒規程の整備

　改正法では、事実関係を迅速かつ正確に確認すること、速やかに被害者に対する配慮の措置を適正に行うことなどが求められています。

部下への気遣いは逆効果の場合も
「指導」の目的意識をしっかりもって

　管理職には部下を指導・育成する責務があり、時には厳しい指導や叱ることも必要です。パワハラと言われない指導のポイントを整理しておきましょう。

①感情ではなく、「指導」という目的意識をしっかりともつこと
②指導が必要な具体的な行動に焦点をあてること。部下の取った行動の
　どこが問題なのかを具体的に示し、次に取るべき行動を明確に示す
③相手の状況に応じて指導すること。状況も把握せずにただ叱るだけで
　は相手も納得しない
④性格の非難や人格の否定はしないこと。「それだからあなたはダメな
　のよ！」「リーダー失格！」など、部下の人格否定は NG
⑤指導が部下にどう伝わったか確認すること。叱った後のフォローも重
　要。翌日などに様子を確認して、励ましの言葉を掛ける心遣いがある
　だけで違うもの

　留意したいのは、部下の理解力や知識、能力に合わせて指導を行うことです。意識の低い部下に対して自発的な行動を促しても効果はありません。遅刻の多い部下に「どうして遅刻したの！」と叱っても本人は何をしたらよいのかわかりません。組織のルールを守ることが大事であること、遅刻をすると患者に迷惑が掛かるとを具体的に伝えましょう。
　改正法で定義づけられた「6つの行動類型」では、パワハラに「該当しないと考えられる例」が追加されました。たとえば、**②精神的な攻撃**について、「ルールを欠いた言動があって、再三注意しても改善が見ら

れない」ことに対しての注意・指導はパワハラに当たらないとしていま
す。ただし、日常的に注意・指導をする際はほかの職員がいないところ
で、深刻度によっては、立ち話ではなく、短い時間でもよいので膝を突
き合わせて諭すように話すことも必要でしょう。

代表的な言動類型	該当すると考えられる例	該当しないと考えられる例
① **身体的な攻撃** （暴行・傷害）	①殴打、足蹴りをする ②相手に物を投げつける	①誤ってぶつかる

代表的な言動類型	該当すると考えられる例	該当しないと考えられる例
② **精神的な攻撃** （脅迫・名誉毀損・侮蔑・ひどい暴言）	①人格を否定するような言動をする ②必要以上に長時間にわたり厳しい叱責をする ③他の職員の目の前で大声で叱責を繰り返す ※最も多いパターン。「バカ」「アホ」「死ね」「小学生以下か」など人格を否定するような言葉は、業務遂行に必要ではない	①重大な問題に対し、一定程度強く注意する ②遅刻など社会的ルールを欠いた言動が見られ、再三注意してもそれが改善されない部下に対して上司が強く注意をする ※叱咤激励は指導だが、表現や方法がパワハラに当たると判断されたケースも多い

代表的な言動類型	該当すると考えられる例	該当しないと考えられる例
③ **人間関係からの切り離し** （隔離・仲間外し・無視）	①自身の意に沿わない職員を仕事から外し、長期間にわたり別室に隔離したり、自宅研修させたりする ②集団で無視をし、職場で孤立させる	①新規採用者を育成するために短期間 ②集中的に別室で研修等の教育を実施する

代表的な言動類型	該当すると考えられる例	該当しないと考えられる例
④ **過大な要求** （業務上明らかに不要なことや遂行不可能なことの強制・仕事の妨害）	①長時間、直接勤務に関係のない肉体的に負担のかかる作業を命ずる ②新入職員に必要な教育を行わずに難しい業務を与え、達成できなかったら厳しく叱責する ③業務とは関係のない私的な雑用処理をさせる ※能力や経験を超える仕事を押し付けるのはパワハラに当たるが、上司が意図的に意地悪をしているとは限らない。部下を鍛えるつもりで、自分がパワハラを行っていることは気づかないこともある	①職員を育成するために現状よりも少し高いレベルの業務を任せる ※「少し高いレベル」というのは人によって違う

代表的な言動類型	該当すると考えられる例	該当しないと考えられる例
⑤ **過小な要求** （業務上の合理性なく、能力や経験とかけ離れた程度の低い仕事を命じることや仕事を与えないこと）	①嫌がらせのために仕事を与えない ②管理職である職員を退職させるため、誰でもできる仕事をさせる	①職員の能力に応じて業務の内容や業務量を軽減する

代表的な言動類型	該当すると考えられる例	該当しないと考えられる例
⑥ **個の侵害** （私的なことに過度に立ち入ること）	①職場外でも継続的に監視したり、私物の写真撮影をする ②プライベートについて執拗に問われる ③性的指向・性自認や病歴、不妊治療等の個人情報を、本人の了解を得ずに周囲に暴露する	①職員への配慮を目的として、家族の状況などについてヒアリングを行う ②本人の了解を得て、性的指向・性自認や病歴、不妊治療等の個人情報を人事担当者に必要な範囲で伝えて配慮する ※遅刻、欠勤が多い職員に「どうしたの？」「家庭で何かあったの？」などと聞くと、「母親が認知症になってしまい介護で…」などの回答が得られる場合は特に問題とはならない

図表35　6つの行為類型と「パワハラ」と「指導」の線引き

2 行為者だけが悪いのか 「問題の本質」を意識して対応しよう

 病棟勤務の看護師の１人が、「数年前から先輩にパワハラを受けている」「謝罪してほしい」と師長に相談してきました。関係スタッフにヒアリングしてみると「人間的に問題があり、スタッフみんなから嫌われている被害者」と「口調は厳しいが仕事はできて、スタッフからの評判もよい加害者」という構図が見えてきました。こうしたケースでは、どのように対応するのが適切でしょうか（200床以上、ケアミックス）。

A 同僚からも評判が悪い被害者 VS
評判がよく仕事もできる行為者

　難しい事案のようで、実はそうでもないケースかもしれません。筆者がかかわったコロナ禍のパワハラトラブル対応事例を２つ紹介します。「これが正解」とはいえませんが、読者の皆さんも "あの職員" を思い浮かべながら自分ならどう対応するか考えてみてください。

【ケース１】

職　場：精神科病棟
被害者：准看護師 A（男性）。仕事ができない、謙虚さがない、スタッフのほぼ全員から嫌われている
行為者：看護師 B（男性）。性格はきついが、仕事はできる。スタッフからの評判も比較的よい

■相談内容

　10月のある日、日勤を終えて帰ろうとする A を階段まで追いかけてきた B が「仕事をきちんと終えていないのにもう帰るのか！」と、A

の（太っている）体型を揶揄しながら厳しく叱責しました。翌日Ａは病棟主任に「パワハラだ」と強く訴えました。Ａの主張はこうです。

・４年前からＢさんにパワハラを受けている。今までのことを謝罪してほしい
・自分だけでなく、もう１人パワハラを受けている人がいる

　この病院では、パワハラ等の問題が起きた際の相談窓口を事務長にしています。病棟主任から相談を受けた事務長は、Ａ・Ｂ両者との面談の前に事実関係などを確認するため、関係スタッフにヒアリングすると次のようなことが把握できました。

・被害者のＡには謙虚さがなく、目上の者に対する口の利き方がなっていないなど、人間性にやや問題がある
・体型的なことまで揶揄したＢの発言は認められないが、「いたってまともな人で、とくに問題があるとは思わない」という人物評も

　パワハラ被害を受けていた職員がＡのほかにもいるということが事実であれば職場秩序のためにもＢを容認できないため、当初はＢを病棟異動させる方向でいましたが……。

■対処方法
　事務長から対処方法について相談された筆者は、次にように助言しました。

・聞き取り面談は、Ａ→Ｂの順番で行い、複数人で立ち会って内容を記録すること。面談対応者は、事務長、看護部長、病棟主任の３人とし、部門責任者として看護部長（男性）には同席してもらうが、余計なことは一切言わないこと（スタッフからの人望がないため）。事務

長を中心に話をすること（40代半ばのコミュニケーション力に優れた女性で、人望もあるため）

・この面談は事実確認のために行うこと。Ａが訴えたいことを自由に話してもらい、丁寧に聴くこと

・「あなたにも悪いところがある」「それはパワハラとはいえない」といった趣旨はこの面談では一切言わないこと（とくに看護部長に言及）。Ａの問題点を諭すのは、Ｂとの面談を終えた次の段階にすべきこと

当初、看護部長はＡとのやり取りを録音する予定でいたようですが、そんな場面ではありません。Ａの感情を逆なでするだけです。内容の記録はノートにとるよう伝えましたが、この感覚も看護部長の残念なところではあります。Ｂとの面談では、「口調はきつかったかもしれないが、あくまで指導のつもり」であったこと、「体型的なことは冗談のつもりで言った」ことなどが確認できました。事務長は、Ｂの気持ちは十分にわかるが、言動については大人の対応として謝罪してほしいと伝え、Ｂはその後、Ａに謝罪しました。

これで一件落着にしてはいけません。重要なのはこの後、Ａに対しての対応です。

事務長が再度、Ａと２人きりで話をしました。Ｂが謝罪をして異動すればよいという問題ではないこと（結局、被害者がほかにもいるという話は不確実だった）、Ａの普段の言動などについて諭すように事務長が話したところ、口のきき方など自分にも問題があったことは自覚していたようで、素直に進言を聞き入れたようです。

誤解のないように言いますが、パワハラ問題は、被害者にも問題があるケースが少なくありません。被害者本人にある程度の自覚があり、「自分も悪かった」という言葉をうまく引き出すことができれば、この問題はほぼ解決します。

他方、同じ病院でほぼ同時期に起こったケース2は少々やっかいな事案です。

【ケース2】

> 職　場：内科病棟
> 被害者：ヘルパーC（男性）。動作が鈍く、スタッフから評判が悪く、患者からもクレームが出ることがしばしばある
> 行為者：看護師D（男性）。気性が荒く粗暴で、気に入らないヘルパーを小突いたことがある。が、仕事は抜群にできる

■相談内容

40代前半の看護師Dが、ヘルパーCに対して「お前はとろい」「クズ」「辞めちまえ！」といった典型的なパワハラ行為に及びます。師長に相談したCは「労基に訴えますよ」と主張しています。師長がDに確認すると、「指導のつもりだった」と主張。しかし、Dの口調の荒さは今に始まったことではありません。以前、気に入らないヘルパーを小突いたこともあります。これまで幾度も指導をしてきたものの「もうお手上げ」だと、師長は事務長に相談してきたようです。

事務長によると、Dのパワハラ行為による"被害者"は「各部署に1人はいる」ということで、異動させる部署がないのが現状とのこと……。

■対処方法

看護部長に人望がなく「Dからなめられている」とのことですが、Dと師長との関係は決して悪くはありません。将来の看護部長候補でもある若き師長を育てる意味もあり、ケース2では事務長は前面に立たず、Dに対して言動や指導の仕方を改めるよう、師長から直接指導させることにしました。ただでさえコロナ対応で疲弊している事務長をみかね

た理事長が「今回は看護部に任せなさい」と事務長に指示したことも要因ではあります。

　ただ、いくら仕事ができるとはいえ、これまでDの言動が改善されてこなかったことは事実です。この点については、機会をみて事務長からDに話すよう助言しました。

　今回はDの異動先がないため、本人の了解を得たうえで被害者であるCに病棟を異動してもらうことになりました。ただ、これまでのDの言動は企業秩序の観点からも許されるものではありません。結果的にDは、職場結婚してほかの病棟に勤務する奥さんや事務長に促され、3月末に自主退職していきました。

「パワハラ」という言葉を安易に使わない

　2つの事例のうち、少なくともケース1についてはパワハラ問題というよりも、職場でよくある"いざこざ"への対処方法で解決できる問題です。「これはパワハラにあたらない」と、一定程度パワハラの定義が明確化された今、**パワハラ問題に対応するときは、「問題の本質がパワハラなのか、別のところにあるのか」を意識しながら対応することがますます重要**になってきます。

　そもそも「パワハラ」という言葉は与えるインパクトが強いため、問題に対応するなかで「パワハラ」という言葉を使えば使うほど、被害者も加害者もより感情的になる傾向があるように思います。被害者がなんでもすぐに「パワハラだ！」と訴えるほど拒絶される傾向にあります。そうしたことも、研修をとおして職員に周知・啓発していく必要があるでしょう。

　パワハラ問題の行為者の多くは、自身の言動を「指導のつもりだった」と主張します。取り上げた2つの事例でも、行為者となった看護師は2人とも「指導のつもりだった」と主張しました。しかし、ヘルパーへのパワハラが問題になった男性看護師の「お前はとろい」「クズ」「辞

めちまえ！」といった言動を「指導」と主張させてはいけません。

「どう伝わったか」を意識することが指導とパワハラの違い

　パワハラの行為者にありがちな「口調は悪いが仕事はできる人」という、昭和の熱血上司の出る幕は残念ながらこのご時世にはありません。

　パワハラ問題を考えるとき、**指導する側の姿勢として大事なのは、「何を伝えるか」ではなく、「どう伝わったか」を意識して指導すること**です。それが職場での上手なコミュニケーションの取り方であり、管理職のマネジメント能力でもあります。パワハラ対策として院内で周知・啓発するうえで、ここが非常に大事なポイントです。

　ハラスメントの問題は、被害者が受ける苦痛だけではありません。加害者になった場合の代償も大きく、事案により懲戒解雇まであり得るだけでなく、民事上の損害賠償責任を負うことがあります。病院も法人として安全配慮義務違反等の責任を負うことになります。そのことを踏まえたうえで、「パワハラとは何か」「指導とは何か」を全職員に周知・啓発していく必要があります。

「あいさつ」は無理してでもしよう！

　ちょっとしたコミュニケーション不全がパワハラのきっけになることがあります。とくに最近は、コロナ対策で蓄積された疲労感もあって、舌打ちやため息、あいさつを返さないなど悪意がなくても行いがちです。それに対して「自分に対してイラついている」と受け取る部下もいます。疲れていても、無理をしてでも、「あいさつは一番のコミュニケーションツール」ということを改めて職員に啓発していきましょう。

　ここでまた、静岡県看護協会の看護管理者研修のグループワークの成果を抜粋しました。ハラスメントをテーマに、スタッフを指導する際の留意点、医師のパワハラ的な言動への対応策の２つについて出された討

議内容です。

（１）スタッフの指導で困っていること、気をつけていること
　　　（ハラスメントの行為者にならないために）

・年配の補助者には多少きつく言ってもあまりパワハラにはとらえられ
　ないが、若いナースはとらえ方が違い、すぐに「辞めます」となる。

・スタッフの介護士さんに厳しく注意をすると「心外だ！」と逆ギレす
　る人がいる。

・「こうしてくれると助かるよ」とうまく伝えていく。「やれ！」ではパ
　ワハラになってしまう。

・新人指導の難しさは、「言われたことしかできない」、「すぐに辞めた
　いと言い出す」こと。

・コロナで実習やアルバイトがあまりできていないためか、コミュニ
　ケーションや上下関係に不慣れで、こちらの指導をスムーズに受け入
　れられない人もいる。これまでの対応の仕方を変えていく必要があ
　る。

・何か言うとすぐに「パワハラだ」と冗談交じりに言ってくる若いス
　タッフがいる。言われた方（先輩）の気持ちも考えるように問いかけ
　ることを心がけている。

・新人指導は業務のみを、根拠をもって教える。根拠が後になってしま
　うから新人は理解できていないということがわかった。

・良いこと（期待していること、求めていること）を伝えつつ、直して
　欲しいことも伝えるようにしている。ただし、悪いことを伝えなけれ
　ばいけない管理者のサポート体制がない。

・スタッフに「こうなって欲しい」という希望を伝え、スタッフをのば
　す努力をする、繰り返し伝えていくことが大切。

（２）医師のパワハラとも言える言動にどう対処したらよいか
　　（ハラスメントの被害者になってしまったら）

・昔に比べてソフトな医師が増えたことはたしか。

・ある Dr. が「オレの患者を殺す気か。このバカ野郎！」とナースに電話をしてきた。「そういう言い方はダメですよ」と冷静に言ったら、それ以来言わなくなった。

・怒鳴り散らす医師がいたが、院長から注意してもらったらおとなしくなった。

・ナースに暴言を吐くなど50代の A 医師によるパワハラ言動が激しい。そのくせ言ったことはすぐに忘れる。記録するためボイスレコーダーを持参している。

・１対１で意見を言わない（接しない）ようにする。事実を書き留めて経営層に提出する。それらを看護部で情報共有することが大事。

・夜勤の際に A 医師に上申したら「バカじゃないの？」と言われた。A 医師の被害者は多い。パワハラと思われる言動も細かくインシデントに記録する。

・医療安全委員会で可視化するため、Dr. のハラスメント的な言動（事例を）をインシデントレポートにレベル０で入力して上層部に届けた。

・Dr. の言うことは正しいこともあるが、言動が大切（ゴミ箱を蹴るなどの行為も）。その状況を収集して上層部へ伝える（自分たちの非も認めながら）。

・医師の取り扱い説明書（暗黙のルール）のようなものを作ったことがある。看護部で情報を共有して被害を受けたスタッフが孤立しないようにする。

　ハラスメント被害の対策で重要なのは「**孤立しない、孤立させない**」、団結することです。そして、「**他人事にしない、自分事と考える**」ことです。

3 解決まで担うのか、一時対応のみか、相談窓口の役割を明確に

 ハラスメント対策は当院でも真剣に考えており、相談体制の整備やルールづくりを検討中です。相談窓口の設置もそうなのですが、日常的に管理職が部下からパワハラの相談を受けたとき、どのように対応するのが適切でしょうか（200床以上、ケアミックス）。

A 相談者が「何を望んでいるのか」を把握して対応する

相談窓口を設置する際に重要なポイントは、相談窓口・担当者の役割を明確にしておくことです。相談の受付（一次対応）のみとするのか、事実確認も行うのか役割を明確にします。規模の大きな病院は職員からの相談を受け付けるだけでも担当者の負担が大きくなります。さまざまな相談に対応する場合は役割を一次対応にとどめ、相談者からの話を聞いて、事実関係の調査等の実際の対応は、担当部署か提携する外部の専門機関へ引き継ぐ仕組みにしてもよいでしょう。病院の規模が小さい場合は、管理職や人事、総務などのしかるべき職員を相談員とします。人事担当部門の職員が事後の対応まで一貫してかかわれば、より円滑に解決につなげられるメリットもあります。

また、相談窓口を周知徹底する必要もあります。相談窓口があることに加えて、相談することによる人事考課上の不利益はないことを書面などで周知するなど、職員が相談しやすくするための環境をつくることが非常に重要です（**図表36**）。

ハラスメントの相談を受ける際に留意すべき事項は次の点です。

①相談者に対して、個人的にもっている印象や偏見は捨て、公正中立な姿勢で相談を受け入れる
②相談者や関係者のプライバシーを尊重し、秘密は厳守する

相談窓口	
① 相談者との面談（一次対応）	プライバシーが確保できる場所を準備 秘密は絶対に厳守！（個人情報に十分注意）
② 事実関係の確認	行為者・第三者（関係者）からヒアリング ＊相談者の了解をとってから行う
③ 行為者、相談者への対応を検討	配置転換・関係改善援助・メンタルケア等 ＊懲戒に値する場合は処分内容を検討
④ 行為者・相談者へのフォロー	**ヒアリングの流れ** ①相談者 ②第三者（同じ部署の職員など） ③行為者
⑤ 再発防止策の検討	

▶重要なのは第三者へのヒアリング。パワハラと思われる行為が、どういう状況で、どういう人間関係のもとで行われたのかを把握する。被害者が自分の落ち度を一切語らない、話を大きくするケースもある。

②→①の順でヒアリングして当事者の関係や勤務態度などを事前に把握する場合もあるが、事前に収集した情報で先入観をもたず、相談者の面談では傾聴を心がける

図表36　ハラスメントに関する相談対応フロー

③相談者がどのような解決を望んでいるかをきちんと把握する

④相談の対応に時間を要する場合には、相談者に進捗状況を知らせ、不信感、不安感を募らせることのないよう心掛ける

⑤問題をもみ消そうとしたり、相談者を責めるような発言はしない

⑥相談者のメンタルヘルス不調の兆候が見られる場合は、心療内科や精神科等の受診を促すか、専門の相談機関へつなぐ

　職場において管理職は日ごろから部下からの相談を受けることが多く、部下の体調や様子の変化にも気づきやすいため、早期に声を掛けることでパワハラなどハラスメントが関係していないかどうかを確認できる関係にあります。

　おそらく、「なんのための相談窓口？」と思われるかもしれない、外部相談窓口を設置した病院で起こったハラスメント・トラブル事例を紹介しましょう。

【相談事例】

> 職　場：病院（労働者数530人）
>
> 被害者：臨床工学技士（正規職員）・女性、相談時は休職中
>
> 行為者：職場の上司・男性（60歳）

■相談概要

・上司によるセクハラがパワハラに移行し、休職に。病院や外部相談窓口の対応にも問題あり

・相談者はハラスメントを起因とする症状のため、2020年12月〜2021年4月末まで休職。勤務先の病院に診断書は3回提出している

・行為者は相談者の上司（60歳）。相談者の以前の職場でも上司であり、この上司に誘われて現在の病院に転職した経緯がある

■経緯

▶2019年11月、院長を含めた10人程度で飲み会。上司を自宅まで送ることになったときに上司からセクハラ（わいせつ行為）を受け、その場で強く抵抗したため未遂に終わった。上司を自宅に送ることになったのは、相談者はお酒を飲んでいなかったことと、自宅が上司と同じ方向であったため。

※この件について弁護士にも相談したが（市に紹介された無料相談）、セクハラを立証することは難しいといわれ相談は終わっている。

▶この一件を境にセクハラはなくなったが、上司からは「俺の言うことがわからないのか」との恫喝や「開き直るな」と大声で怒鳴られるなどのパワハラを受けていた。さらに、大量の仕事を求められ、できないと叱責を受け、その後もパワハラ行為はずっと続いた。

▶2020年12月、医師の診断書を持参し、セクハラ、パワハラ行為について人事課に相談すると、外部相談窓口の相談員の連絡先が書かれた書面をもらった。

▶12月中旬、外部相談窓口のH相談員に初めてメールをした。H相談員から1月中には第三者にパワハラの聞き取りをする旨の返信があったが、その後連絡がないため3月に自分からH相談員にメールをすると、「上司と2回面談したが、セクハラ・パワハラ行為は認めていない。これ以上は相談員からの追求ができないため、病院側の対応になる」との回答。

▶3月中旬、人事担当者に連絡したが、上司の面談内容について教えてもらえなかった。ただ、上司は「セクハラもパワハラも身に覚えがない」と言っていると聞いた。また、開かれるはずの「ハラスメント委員会」についても、コロナの影響で時間がかかると言われた。

■相談者の望み
・4月末の復帰までに「ハラスメント委員会」を開催し、上司の厳正な処分と部署異動、できれば辞めてほしい

※労働局の「報告徴収」（雇用環境均等室）

男女雇用機会均等法、育児・介護休業法、パートタイム労働法等の周知・徹底を目的に定期的に企業に対する実態調査を行い必要な是正措置を指示するもの。調査の目的・原因はさまざまですが、通常は、任意に選定した事業者を労働局へ呼び出し、法改正の周知や取組状況のヒアリング、必要に応じて是正指導を行います。本件のようなセクハラ問題は被害者が表沙汰にすることを望まないこともあり、報告徴収という手段を活用して問題提起し、間接的に企業に改善を促すというケースもあるようです。

セクハラの相談件数はここ20年間あまり変わっていませんが、相談者は主に正社員が多く、増加するパートタイマーなど非正規で働く労働者は職場でハラスメントがあればすぐに辞めていきます。数字として上がってこないセクハラが相当数あると考えられています。

4 病院特有の「職種間ヒエラルキー」とどうつき合っていくべきか

 病院でパワハラ問題に直面するといつも感じることがあります。医師から他職種へ、看護師からヘルパーへ、医療職から事務職へといった、病院特有の"文化"でもあるヒエラルキーの存在がパワハラ問題に起因していると……。古くて新しい問題のような気もしますが、病院勤務者はこの問題とどう向き合っていくべきでしょうか（200床以上、急性期）。

A 「そんなことは医事課へ」という風潮がどの部署にも

　病院のヒエラルキーの問題は、古くて新しい問題だと筆者は思います。大学病院の医局でその傾向は薄れてきているとは聞きますが、その実は定かではありません。表向きはともかく、医師を頂点とした「職種間ヒエラルキー」が歴然とあり、働く人の意識からもなくなることはなく、言ってしまえば、「with ヒエラルキー」がこの問題とのつき合い方です。

　言うまでもなく、病院は働く人の多くが国家資格を有する「資格者集団」です。資格をもつ者ともたない者、資格保有者でも優越的な立場にある者と指示される者など、優越的な立場にある者が何気なく言ったひと言が相手に「ノー」と言えない状況をつくり出すこともあります。医局ほどではないにしろ、看護部でも多少なりとも「徒弟文化」が脈々と受け継がれています。それがプリセプター制度の弊害であったり、「新人なのに残業申請するの？」という意識であったりします。こうしたことがハラスメントの温床になりやすいのが病院組織の特徴でもあります。

　職種間でいえば、たとえば、医事課と医療職との関係です。医療事務に国家資格はなく、あるのは民間機関が実施する検定試験です。ほかの

専門職と違い資格がなくても業務に就くことができます。立場の弱い（？）医事課は、他職種の事務的な部分など何かと雑用を押しつけられがちです。

　外来診療1つとっても、各部門が担っている役割の前後にさまざまな業務があります。受付、案内、計算、会計、書類の受け渡し、クレーム対応などすべて事務部門が対応し、ほかにもだれがやるべきなのか明確になっていない"雑用"なども処理する場合もあります。医療職の負担となっているのが事務的業務ですが、少しでも事務的な要素が含まれていれば「医事課へ振ればいい」という風潮がどの部署にもあります。とある病院の事務部長と病院における事務部門の役割と業務負担について話をした際、「それは仕方のないこと。病院の事務はそんなものです」と割り切っていましたが、仕事を振る側が一方的に判断することではないはずです。

　典型的な事例を1つあげておきましょう。職員200人余りの急性期病院（100床）では、看護職の処遇改善に比べて医事課など事務職員の処遇が置き去りにされています。看護部の月平均残業時間は2時間、有給休暇取得率98％であるのに対して、医事課の月平均残業時間は25時間、有給休暇取得率35％。これだけなら「利益を生み出さない部門だから仕方がない」と思えるのでしょうが、毎年2、3月の年度末になると看護部の雑用を医事課に押しつけてでも有給休暇を取得するのが慣習になっているため「医事課の女性陣からの不満がすごい」と総務課長は嘆いていました。

　医療職の歪んだ特権意識？という点ではこんなケースもありました。あるケアミックス病院（100床）では、総務課長が日ごろから病棟に顔を出して、何か困ったことはないか、体調はどうかなど、スタッフに声掛けすることで看護職場とのコミュニケーションに努めています。この総務課長は異業種で管理職まで勤めた人ですが、この病院に転職してきた当初、看護部長と意見が対立した際に言われたのが、「それで、あなたはなんの資格をもっているの？」という言葉でした。

"慣習" が新人に差別意識を植えつける

　看護部内ヒエラルキーの存在も否定できません。たとえば、看護師→准看護師→介護福祉士・ヘルパーという資格別の階層です。番外編の労務トラブル編でも登場する63歳の問題看護師は日ごろからヘルパーに「ヘルパーごときが！」と暴言を吐くような人でした。また、本章第2項で取り上げた2つの事例は、看護師から准看護師へのパワハラ、看護師からヘルパーへのパワハラという構図でした。

　加害者に優越的な意識があるとは言い切れませんが、昔からの"慣習"が根づいているように思います。新人で入職する看護師には基本的にはヒエラルキーの概念はありません。しかし、たとえば、先輩看護師の医事課への横柄な言動を目のあたりにしたり、放射線技師を「スイッチマン」と呼び軽んじる姿などを見ていれば、そうした意識が植えつけられて、脈々と受け継がれていくのです。

　病院組織のヒエラルキーはなくなることはないでしょう。改善しようと思ってできることでもありません。相手の状況に配慮したうえで仕事をお願いする、急がないときは指示もほどほどにする、ねぎらいの言葉を掛ける……。そんな当たり前のことを心掛けて、その姿を後輩に見せていく。日々の「指導」と同じくらい「姿勢」が大事だと考えます。

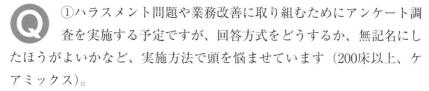

5 「職員アンケート」の効果的な取り方・活かし方

Q ①ハラスメント問題や業務改善に取り組むためにアンケート調査を実施する予定ですが、回答方式をどうするか、無記名にしたほうがよいかなど、実施方法で頭を悩ませています（200床以上、ケアミックス）。

②働きやすい職場環境づくりのために、看護部内で労務環境についてアンケート調査を実施したところ不満のオンパレードで、収拾がつかなくて困っています（200床以上、急性期）。

 「目的」を明確にして、個人評価は行わないことを周知する

職員アンケート調査の方法にもさまざまな手法がありますが、アンケートを「取るだけ」、提案箱などのツールが「あるだけ」という残念なケースが少なくありません。職員アンケートを実施する以上は、職員の要望や期待に応える責任があります。アンケートを取ったのはいいけれど、具体的な対策を何も講じなければ「声を上げても何も変わらない」と、かえって職員のモチベーションを下げることになります。アンケートの結果をうまく職員にフィードバックし、「小さなことでも改善する」ことができれば病院と職員との信頼関係が深まるきっかけにもなります。

「職員満足度調査」は、院内の問題を可視化することが本来の目的です。問題を顕在化することで改善に向けてさまざまな施策を講じます。アンケート調査の計画段階において重要なことは、「調査の目的」を明確にして、職員に周知しておくことです。また、「個人評価はしないから自由に意見を寄せてください」というスタンスを示し、**とくに管理職に対しては、「人事考課には反映させない」ことを明確に示しておく必**

要があります。

　たとえば、看護部内で残業問題に関するアンケート調査をすると、「特定の病棟だけ残業が多い」など顕著な傾向が出ることがあります。これは、病棟の機能によるものだけでなく、師長の資質が原因である場合もありますが、**アンケート結果は管理能力を問うものではなく、看護部全体（あるいは病院全体）の課題として改善していく問題**です。このことを事前に周知し、管理職が委縮しないようにしなければなりません。

結果を数値化したいなら選択式、
意見等を収集したいなら自由記述方式

　アンケート調査の方法には、複数の選択肢から回答を選ぶ選択式と、自由記述方式、両者の混合方式などがあります。

■選択式

　時間的にも回答する職員の負担が少なく、結果を数値化して分析しやすいなどのメリットがあります。逆に、選択式は回答しやすいように設問内容を簡易にする必要があるため、回答傾向が偏る可能性があり、具体的な課題が見えにくいというデメリットがあります。

■自由記述方式

　回答する職員には多少の負担となりますが、建設的な意見や提案など改善に向けての貴重なヒントが多数寄せられます。日々の不満が生々しく噴出しますが、不満のなかに必ず改善へのヒントが隠れています。ただし、自由記述のみだと白紙回答も出てくるため、混合方式にして、選択式の最後に自由記述欄を設けるパターンが一般的です。

　回答者を「記名」か「無記名」にするかという問題は、調査の対象範囲や目的にもよります。できるだけ職員の本音を拾いたいのであれば無記名とするのが基本です。部署ごと、職種ごと、勤続年数ごとの傾向を把握したいのであれば、必要に応じた属性を記入させます。ただし、回答者の人物特定につながらないよう配慮する必要があります。

たとえば、「所属部署、性別、年齢層、勤続年数」まで必須にすると、職員数の規模によっては「外来、女性、35〜39歳、勤続年数10年って、私じゃん！」と特定されてしまいます。

アンケート結果をフィードバックし「可視化」して問題を共有する

　アンケート結果をフィードバックする対象が経営層や一部の管理職にかぎられ、職員にフィードバックしないのでは調査の意味がありません。内容によってはすべてを公表するわけにはいきませんが、病院にとって耳の痛い情報を隠すようでは病院改革も業務改善も何も進みません。看護部内だけで調査を行う場合でも、看護部内だけでフィードバックするのではなく、経営層と事務部門にも開示して問題を共有し、サポートを得られるようにしておきましょう。

　さらに、調査結果を受けて、実際に改善活動に取り組むメンバーを事前に決めておきます。結果に対して、どのように対処するのか、具体的な改善に取り組む推進体制をつくることです。看護部内であれば、部長、副部長、師長、主任などメンバーを決めて、可能なら委員会活動として運営していくなど現実的な方向で検討したほうがよいでしょう。

業務改善も働き方改革も「小さなこと」から始めるのが鉄則

　「職員の声」を改善活動に活かし、具体的な対策を講じるために大事なのは、「できそうなことから確実に実行する」ことです。

　たとえば、ある急性期病院の看護部で業務改善に関するスタッフアンケートを実施した結果ですが、「日々の入院や転棟、退院などスタッフの人数と能力以上に業務量が多すぎる」ことは難易度が高く、すぐに改善できる問題ではないかもしれません。しかし、「医師が好き勝手にやって看護師の業務や時間外を悪化させている」という問題は一見、難易度が高そうですが、経営層の理解のもと、「医師の指示は16：30までに」

と診療部の協力を得て実際に取り組んでいる事例はたくさんあります。

　あるいは、「師長自身が有給休暇や週休の消化ができていない」という状況はさまざまな要因が絡んですぐには改善できなくても、「お互いに声を掛けながら病棟内でルールを決めて記録時間を確保する」のはすぐにでも取り組めるかもしれません。また、「新人には、入職1週間目あたりまでに労務管理や職業人としての研修をしてほしい」という要望は人事部門がやる気さえあれば簡単にできることです。

　「働き方改革」全般に言えることですが、**できそうもないことにチャレンジするよりも、難易度の低い対策から着手してすぐに結果を出し、小さなことでもよいのでスタッフに「自分たちでも変えられるんだ」と実感させること**。これがスタッフのモチベーションを高め、病院改革への原動力となります。

Column 4

パワハラ医師の退職勧奨は最難関 ?!　ここはトップの出番

　コロナ禍によるストレスなどは、医療従事者のハラスメントを助長することさえあります――。

　医療機関で退職勧奨を行う対象として最も困難な相手はドクターでしょう。中小規模の病院はとくにそうですが、その医師がいないと診療科が維持できないこともあり、ドクターがパワハラの当事者となった場合、「キミが辞めてくれれば丸く収まるから」と、逆に被害者となった職員に対して退職勧奨を行った事案さえあります。

　筆者の顧問先の病院での出来事です。主人公は、62歳のベテラン女医。このドクターの実に身勝手な行動、規範意識の薄さ、パワハラ気質は常々問題視されており、多くの職員が"被害"を被っていました。一例をあげましょう。

・患者の選り好みをするため患者の受け入れに制限がかかり、ほかのドクターの負担過多になっている。入院相談等の依頼をする相談員も委縮してものを言えなくなっている。
・病棟での業務中、自身の担当患者以外はほかのドクターへ依頼するように言われてしまう。
・医師が判断すべき事項に関しても、職員に細かく質問をして答えを求めるため、職員の仕事が滞り、多数の職員が困っている。
・コロナ対応についての意見は会議に出席して発言するよう事務長から促すも、「私は、質問はあるけど、意見はないの」と言ってまったく会議に参加しない。
・決められた勤務日を勝手に変えてしまう。外来は午前中だけ、午後はやらないなど、勝手気まま。

この女医の一番のターゲットにされてしまったのが、40代半ばの女性事務長です。不平不満、身勝手な意見などすべてを事務長に、長時間にわたってぶつけるため、事務長は女医と話をするときは事前に精神安定剤を服用するほどでした。ある日の深夜、女医の件で事務長から筆者に電話がかかってきたときは、過呼吸気味に話す事務長に普通の状態ではないと感じたこともありました。

　この女医の問題行動はほかにも多々ありますが、勤務日を勝手に変える問題について理事長は、「当時は医師不足で、本人のわがままを仕方なく聞いていた」とのことです。しかし、ハラスメントの被害者が多数出ていて職場環境が悪化している以上、もはや放置はできません。

　7月上旬のある日、筆者は理事長と事務長の三者で話し合いをもち、事務長の精神状態や職場環境の悪化、法的な問題を説明しながら、できるだけ早期に理事長自身が英断を下すべきことを進言しました。すると、一度退席して15分後に戻って来た理事長が、「明日から来なくていいですと、今、伝えてきた」と平然と言ったのには、事務長と顔を見合わせて唖然としました。

　「世代交代」を口実に退職を促し、本人もその場で了承したとのことですが、理事長と女医のこれまでの信頼関係（？）があったため解雇問題には発展しなかったのは幸いです。ドクターの退職勧奨や解雇は事実や就業規則を盾にしても容易ではありません。トップが英断を下すべきものですが、ワンマンオーナー病院ならではの結末となりました。

　この女医の一連の言動はコロナ禍になってから顕著にみられるようになったといいますが、筆者にとっても、ハラスメントや問題職員対応がコロナ禍の3年間で増えたような気はします。

第 6 章

メンタルヘルスの
マネジメント

1 メンタル不調者に対する現実対応1
―試用期間中の医事課の女性（20歳）
解雇で済ませていいものか―

 正規職員で採用した医事課の女性職員（20歳）が試用期間中なのに休みがちで、入職後1カ月ほどで出てこなくなりました。本人と連絡は取れていて、どうやら当院に入職する前から適応障害を患っていたようです。試用期間中なので普通解雇にしても問題ないと思うのですが、本人のためにも解雇扱いにはしたくないところです（200床以上、ケアミックス）。

 メンタル疾患で本採用拒否は法律論だけでは片づけられないときも

　医療・福祉は他業種に比べてメンタル不調者が多く、精神障害による労災申請件数が最も多い業種です（**図表37**）。メンタル疾患が疑われる職員について、就業規則に基づいて休職させるまでもなく「辞めてもらう」選択肢を取らざるを得ない場面が現実としてあります。

　ご質問の相談は、実際に筆者が顧問先の病院の事務長から相談されて対応したものですが、事務長に相談されたときは正直つらいなと感じました。なぜなら、筆者の長男も事務長の長女も当時同じ20歳ということもあり、わが子のように感じて……。

　このケースは法律的にはシンプルな事案です。状況的には医師の診断書に基づいて、就業規則の本採用拒否事由「心身の健康状態が悪く、業務に耐えられない」に該当し、入職日から14日を経過しているため解雇予告手当を支給して普通解雇となります。しかし、実務上は、本人と話し合い、退職勧奨による自己都合退職とすることも多いかと思います（状況により会社都合退職としてあげる場合も）。また、試用期間中の者と採用後1年未満の者は休職規程の適用対象外としています。通常、採用から間もない期間のメンタル疾患については、原因が採用前の時期の

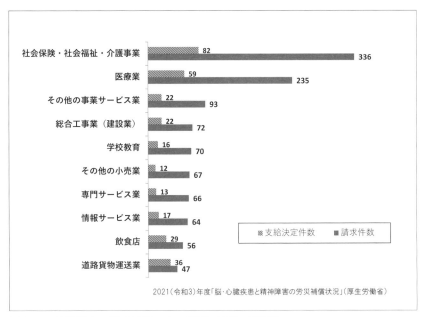

社会保険・社会福祉・介護事業	82	336
医療業	59	235
その他の事業サービス業	22	93
総合工事業（建設業）	22	72
学校教育	16	70
その他の小売業	12	67
専門サービス業	13	66
情報サービス業	17	64
飲食店	29	56
道路貨物運送業	36	47

▨ 支給決定件数　■ 請求件数

2021（令和3）年度「脳・心臓疾患と精神障害の労災補償状況」（厚生労働省）

図表37　精神障害の請求件数の多い業種（上位10業種）

出来事に起因していることが多いからです。

　ただこのケース、法律や就業規則を根拠に事務的に解決してそれで済ませてよい場面なのか。まだ20歳のメンタル疾患の女性に解雇や採用拒否という体験をさせてよいものかと思料しました。理由を聞けば、病院に応募してきたのも「働かなくては」という焦りから、適応障害であることを隠して採用され、無理をして働いていたようです。窓口対応もある医事課業務ですからその影響も少なからずあったのかもしれません。

　そこで事務長と相談し、試用期間中の決まりごとや今の状態では病院で働くには無理があること、働くことを急がず、静養してからほかの仕事を探したほうがよいことなどを事務長からうまく説明してもらい、退職勧奨による自己都合退職を促すかたちをとりました。結果的に、本人も納得し、母親と相談して自主退職していきました。

採用面接で既往歴を確認することの是非

　この女性の採用面接を担当したのは事務長ですが、面談の際、言動や雰囲気からメンタル不調はおおよそ疑われたそうです。ただ、医事課はコロナ禍の影響もあり非常に人手不足であったため"怪しい"と感じながらも、人柄がよさそうだったので採用したようです。

　看護職の採用でもそうですが、喉から手が出るほど人材が欲しいからと、十分な面接もしないまま採用したら、健康不安の問題があったというケースは少なくありません。このようなミスマッチを未然に防ぐためにも、採用面接の際に精神疾患の既往歴を確認したいところですが、必要以上にプライバシーに踏み込むこともできません（**図表38**）。施設によっては「服用中の薬剤」を面接で確認するケースもありますが、これは慎重に行うべきです。

　職業安定法5条の4は「労働者の個人情報を収集するときは目的を明らかにして、本人の同意を得る」ことを求めています。本人の同意があれば、メンタル疾患の既往歴を確認することは、業務の目的の達成に必要な範囲内といえます。服用中の薬剤を確認することについても、たとえば車を運転する送迎ドライバーならより合理性が認められるでしょう。

　個人情報保護法との関係についても、既往歴や服用薬剤に関する情報は「要配慮個人情報」に該当しますが、これも本人の同意があれば面接で確認することは可能です。ただし、回答を強制するような質問の仕方は避けるべきです。申告を求める内容は、病名や治癒の時期、看護職としての職務遂行への影響など、医療従事者として合理的な採否の判断に必要な範囲にとどめるべきでしょう。

　いずれにしろ、採用面接で既往歴や服用薬剤について応募者が正直に答える可能性は低く、その場合でも、後々になってメンタル疾患が問題になった際に採用面談での虚偽申告を問える可能性がある程度だと考えるべきでしょう。

今回のケースもそうですが、実務上は、職種により、対象者により３カ月契約の有期雇用契約で採用することも検討したほうがよいでしょう。雇用契約上は「契約の更新はしない」としておき、問題がなければ契約を更新します。更新しない場合のために、人事評価（評価シート等）も本人に提示したうえで、病院所定の退職届（退職事由は「契約満了のため」とする）も提出してもらいます。こうすることで採用や試用期間に伴うリスクは相当に回避できます。

　以下の①から⑪の事項を応募用紙（エントリーシートを含む）に記載させたり、面接時で尋ねたりすることや、⑫から⑭を実施することは就職差別につながるおそれがあります。

■本人に責任のない事項の把握
① 「本籍・出生地」に関すること
　※「戸籍謄（抄）本」や本籍が記載された「住民票（写し）」を提出させること
② 「家族」に関すること（職業・続柄・健康・地位・学歴・収入・資産など）
③ 「住宅状況」に関すること（間取り・部屋数・住宅の種類・近隣施設など）
④ 「生活環境・家庭環境など」に関すること

■本来自由であるべき事項（思想・信条にかかわること）の把握
⑤ 「宗教」に関すること
⑥ 「支持政党」に関すること
⑦ 「人生観・生活信条」に関すること
⑧ 「尊敬する人物」に関すること
⑨ 「思想」に関すること
⑩ 「労働組合（加入状況や活動歴など）」、「学生運動などの社会運動」に関すること
⑪ 「購読新聞・雑誌・愛読書など」に関すること

■採用選考の方法
⑫ 「身元調査など」の実施
　※「現住所の略図等」を提出させること
⑬ 「全国高等学校統一応募用紙・JIS 規格の履歴書（様式例）に基づかない事項を含んだ応募書類（社用紙）」の使用
⑭ 「合理的・客観的に必要性が認められない採用選考時の健康診断」の実施
　※合理的・客観的に必要性が認められない「健康診断書」を提出させること

図表38　就職差別につながるおそれがある14項目（平成11年労働省告示第141号）

メンタル不調者に対する現実対応2
―採用後1カ月で無断欠勤が続く看護師の
退職手続きを進めるも…―

 1カ月ちょっと前に中途採用した看護師（30代女性）が突然出勤しなくなりました。再三の出勤要請にも応じず、師長と総務課長とで自宅にも行きましたが出てきません（おそらく居留守のよう）。たまに電話がつながると、本人は「続けたい」「出勤します」と言うものの、その後も出勤せず。休職を検討しようにも就業規則では医師の診断書を必要としているため、それも対処できません。病院としては辞めてもらいたいのが正直なところですが、どう対応すべきでしょうか（200床未満、ケアミックス）。

A 欠勤が30日以上続いているが「出勤の意思は示している」

　無断欠勤の日数の長短はありますが、一般的に「よくある話」で、メンタル不調による無断欠勤が疑われる典型的なケースです。状況によりますが、就業規則に基づき、普通退職扱いか懲戒解雇とするケースですが、今回の状況と論点は次のように整理されます。

・出勤の督促を再三にわたり行っている
・上記のプロセスを日時入りで記録（証拠）を残している
・無断欠勤等による退職ついて就業規則に規定があり、「周知」されている
・30日以上の欠勤は続いているが、出勤の意思は示している

　問題を少々ややこしくさせているのが4つ目の「出勤の意思は示している」という点です。欠勤は30日以上続いているものの、たまに連絡がついて「続けたい」と働く意思を示していることです。

今回のように職員と連絡が取れなくなった場合、「無断欠勤をした」という事実だけでは懲戒処分の対象にはできません。**無断欠勤をした日数やほかの職員に悪影響を与えて職場秩序を乱したなどの実害が発生している（あるいは発生する恐れがある）場合に、はじめて懲戒事由になる**ものと理解してください。１、２日の無断欠勤ならば所属長が連絡を取って事情を聴き、注意指導を行うのが通常でしょう。

　実務上は無断欠勤として扱い、そのまま音信不通となった日数（一般的に14日以上）により懲戒処分を検討します。なおも出勤の督促に応じず、本人と連絡が取れないまま１カ月以上経過したときに、就業規則の普通退職条項の「職員が行方不明となり、30日以上連絡がとれないとき」などの規定に基づいて自然退職扱いとするのが一般的です。その間、**携帯電話やメール等による「出勤の督促を再三にわたり行った」**というプロセスを踏む必要があります。**肝心なのは、このプロセスを「記録する」**ことです。簡単な箇条書きでもよいので「証拠」を残すことです。

　また、業務上の重要書類とロッカーの鍵をもち帰ったまま無断欠勤を続けているため、懲戒解雇もあり得るケースなのですが、「続けたい」「出勤します」という本人の意思表示が示されている以上、安易に退職や解雇の手続きを取ることもできません。ちなみにこの病院は、経験者採用の場合には試用期間は設けておらず、休職規程に「１年未満の者」という除外規定もないため、仮に、メンタル疾患を理由に医師の診断書が提出されれば、休職を適用する余地は残されており、総務ではそれも視野に入れた対応を当初は取っていました。

　今回、この病院では次のように対処しました。

・無断欠勤をした翌日に看護部長と事務長が本人の自宅を訪ねた（居留守を使われた）

　　↓

・その後、本人の携帯電話やメール、文書を通じて再三にわたり出勤を

要請した

↓

・無断でもち帰っている業務資料や鍵を返却するよう要請した

↓

・これらの過程を時系列で記録として残した

突然、本人が病院にやってきて「辞めます」といって去っていった

今回のようなケースでめざすべきは退職勧奨による合意退職ですが、**図表39**に示した「ステップ３」の段階にすでに入っています。この段階では解雇以外の懲戒権を行使し、通常は退職勧奨による「合意退職」をめざします。「諭旨退職」を視野に入れ退職届を提出するよう勧告し、退職届が提出されない場合は懲戒解雇とするケースもありますが、懲戒解雇は事案が悪質で、重大または繰り返し行われているような場合に限られる最終手段です。

そこで、筆者は事務長と総務課長と相談し、「現状のままだと○月○日付けで普通退職扱いとなる」旨の最後通告の書面を通知して決着させることにしました。しかし、発送直前になって突然本人が病院にやってきて、「辞めます」といって書類や鍵を返却し、退職していったため、一同、あぜんとしたといいます。

後日談ですが、この看護師、この病院に採用された後、前職の雇用保険の喪失手続きのズレが発覚する（前の職場で退職扱いとなっていない疑いあり）など、無断欠勤の"常習犯"の可能性もないわけではないと聞かされ、なんとも後味の悪い結末となりました。

ステップ1 【出勤の督促】

・電話、メール等による出勤の促し
・書面による出勤の督促（書面による出社命令）

↓

ステップ2 【本人、関係者への接触】

・自宅訪問による所在確認と出勤の督促
・居留守もあるため書置きを残す
・身元保証人、緊急連絡先への連絡
　↓
　なおも無断欠勤が14日以上（ないし30日以上）続く
　↓

ステップ3 【退職の勧奨】

・懲戒権発動の段階であることを相手に知らせる（書面通知）
・退職勧奨を行い「合意退職」をめざす
　※「会社都合退職」のメリットと「自己都合退職」（懲戒解雇）のデメリットも通知
　↓
　それでも欠勤が続き、退職にも応じない
　↓

ステップ4 【懲戒権発動】

・懲戒解雇（状況により普通退職）

図表39　無断欠勤等による懲戒・退職勧奨の一般的プロセス

3 メンタル不調者に対する現実対応3 ―メンタル疾患か素行不良か、見極めは難しいが毅然とした対応を―

Q 病棟の看護師のなかに、日ごろから言動に問題があり、職務怠慢の問題職員がいます。ことあるごとに注意するのですが、そのつど理屈をこねて「ああ言えばこう言う」タイプの典型です。3月からたびたび欠勤を繰り返し、挙句の果てに「コロナかもしれません。しばらく休みます」と師長が許可もしていないのに勝手に休業に入りました。もうどう対処してよいのかわかりません（200床以上、ケアミックス）。

「日勤は週3日のパートで、夜勤は正規職員として働きたい」だと？

看護師は精神科病棟で働く40代半ばの独身男性です。病棟師長や事務長が日ごろから手を焼いていた問題職員で、普段から言動に問題があったのですが、新型コロナウイルス感染症が流行し始めた2020年3月に入ってからたびたび欠勤するようになり、3月下旬になって「コロナにかかったかもしれません。しばらく休業します」と、有給休暇を使って一方的に休業に入りました。しかも、注意する師長に対して「病棟でコロナ感染が広がってもいいんですか?!」との脅し文句を添えて。

この"自称コロナ"について当初から師長はメンタル疾患を疑っていたため、強い注意や指導は控えていました。しかし、彼の言動はますます常軌を逸していきます。休業から復帰した4月中旬のある日、師長に対して、「日勤は週3日のパート勤務で、夜勤は正規職員としてやりたい」と身勝手なことを申し出ました。さらに、夜勤は正規職員でという理由を「僕は冷房が苦手で夜勤は毛布にくるまっていられるから」と説明します……。ここでさすがの師長も音を上げて事務長に助けを求め、事務長が筆者に今後の対応について相談してきました。

168

ここまでの状況を勘案すると、取るべき対応は「メンタル疾患者への対応」か「勤務態度・素行不良者への対応」なのか困惑するところですが、筆者が事務長に助言したのは迷うことなく後者です。勝手に休業した経緯や休業後の身勝手な要望などを考慮するかぎり、必要なのは温情ではなく、組織としての毅然とした対応です。

なあなあにせず、職務怠慢を厳しく諭す場面

　彼のこれまでの言動を考慮すれば、なんらかのメンタル疾患は疑われなくもないですが、就業規則の休職事由「精神または身体上の疾患により、労務の提供が不完全であり、療養を要する」に相当する状況とはいえません。それ以前に、懲戒に値する行為がこれまで散々行われており、控え目とはいえ注意・指導を繰り返しても改まらなかったことは事実です。実務上の対応は面談で事情を聴き取り、「諭旨退職」を視野に入れつつ厳重注意を行います。諭旨退職とは、解雇とは異なり、自発的な退職として退職届を提出させることで退職金も支給されます。

　そこで、事務長、師長、主任と本人とで四者面談の場を設けました。彼が要望していることがいかに常識を逸脱しているか、これまでの言動は重大な懲戒対象であることなどを説いたうえで、本人に事情を聴取したところ、彼の口から出た言葉がこうです。

　「稲荷の攻撃を受けたから」

　一同あぜん……。数年前に稲荷の攻撃を受けて以来、体調に変化を来しているといいます。彼にとっては、自分の要望をまったく聞き入れてもらえず苦し紛れの言い分なのか。厳しい対応を迫られたこともあって、結局、母親と相談して自主退職することになりました。

　メンタル疾患がある程度想定される今回の対応には少なからず労務リスクを伴いますが、そこを曖昧にすれば職場の秩序は保てませんし、本人のためにもなりません。今回のケースは職務怠慢、職務命令違反、職場の秩序を乱したことによる毅然とした対応が必要な場面です。

4 メンタル不調者が出す "サイン" に気づいてあげよう

 病棟の看護師のなかに公休日明けになると体調不良を理由に欠勤するなど、メンタル不調が疑われるスタッフがいます。師長は「職務怠慢」と言って認めたがらないのですが、しばらく様子を見たほうがいいか、あるいは専門医への受診を強要しても問題ないでしょうか（200床未満、ケアミックス）。

 ## メンタル不調なのか、「やる気がない」だけなのか

職員のメンタルヘルス対策は、働きやすい職場環境づくりの重要なファクターです。メンタルヘルス対策の複雑かつ難解な問題について、メンタル不調が疑われるスタッフへの「初期対応」と、メンタル不調者を出さないための「予防策」に焦点を絞って解説します。

メンタル不調が疑われる職員がいた場合に、最悪の対応は「放置する」ことです（**図表40**）。経緯によっては病院が安全配慮義務違反（労働契約法5条）に問われることがあります。どんな不良スタッフであっても「職務怠慢」と切り捨てず、本人と面談するなどして心身の状況を確認するくらいの配慮は必要です。

職員のメンタル不調を把握しやすいのが遅刻や欠勤など勤怠の変化です。たとえば、次のような変化はメンタル不調の"サイン"といわれています。

・遅刻・欠勤・早退が増える（とくに公休日明け）

・仕事の能率が低下する、ミスが増える

・顔色や表情がさえない

・報告や相談が減る

・職場での口数が減る（あるいは増える）

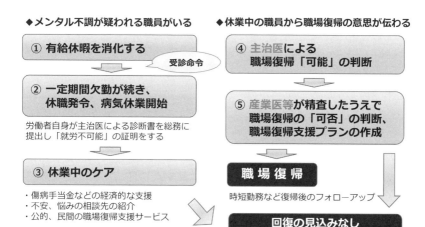

◆メンタル不調が疑われる職員がいる

① **有給休暇を消化する**

受診命令

② **一定期間欠勤が続き、**
休職発令、病気休業開始

労働者自身が主治医による診断書を総務に
提出し「就労不可能」の証明をする

③ **休業中のケア**

・傷病手当金などの経済的な支援
・不安、悩みの相談先の紹介
・公的、民間の職場復帰支援サービス

◆休業中の職員から職場復帰の意思が伝わる

④ **主治医による**
職場復帰「可能」の判断

⑤ **産業医等が精査したうえで**
職場復帰の「可否」の判断、
職場復帰支援プランの作成

職 場 復 帰

時短勤務など復帰後のフォローアップ

回復の見込みなし
休職期間満了で普通退職

（自己都合退職）

図表40　私傷病休職制度の休業・復職の一般的なプロセス

・身だしなみがだらしなくなる
・周囲との折り合いが悪くなる（心が不安定になる）

　初期対応としては、勤務状況等を把握したうえで、メンタル不調が疑われるスタッフに対しては業務量を減らしたり、配置転換するなどの負担軽減措置を検討します。必要に応じて本人に理由を十分に説明し、産業医との面談や専門医への受診を促します。ただ、メンタル不調が疑われる場合であっても、ご質問の師長さんが言うように「やる気がない」のかもしれません。メンタル不調だから「やる気がでない」のかもしれませんが、別の理由でモチベーションが低下しているだけかもしれませんので、そこは職場の所属長が様子を確認し、場合によっては勤務態度を改めるようきちんと指導する必要があります。

　労務管理上、メンタル不調が疑われる職員がいた場合、「有給休暇を使って少し休んだらどうか」と休養を促します。その後も断続的に欠勤が続いたり、一定期間連続した欠勤のため業務に支障を来すような場合、実務上は就業規則の休職規定を根拠に休職を命じます。この際、休

職の要否を判断するため医師の診断書を求めることになります。

ただ、専門医への受診を促しても、本人は「大丈夫です」と言い張ることがあります。職員が受診の促しに応じないからとそのまま放置すると、医療安全の面でも安全配慮義務の面でも問題が生じかねません。だれが見ても明らかにメンタル不調が疑われる場合は、就業規則の規定に基づいて受診を促します。この際、事務担当者とともに、受診結果による不利益はないことはもちろん、医療職としての職責、病院が負う安全配慮義務などについて丁寧に説明してください。

仮に、就業規則に「受診義務」に関する規定がなかったとしても、「勤怠状況や就業状況を慎重に確認したうえで、受診を命ずることに合理的かつ相当な理由がある場合には、受診を命ずることができる」と判示された裁判例もあります（京セラ事件、昭61年11月13日、東京高裁判決）。医療従事者への受診の促しは合理性があるといえましょう。

5 入職3カ月までのきめ細かい面談で 中途採用者のメンタルフォロー

 新卒や中途採用した看護職がなかなか定着せずに頭を悩ませています。心身の健康のためにも、師長や主任にはスタッフとのコミュニケーションの大切さを常々伝えていますが、大所帯の看護部では上司のタイプも十人十色でなかなか思うようにはいきません（200床以上、ケアミックス）。

入職から3カ月で3度の面談を行い 中途採用した職員の定着につなげる

　メンタルヘルス対策は「予防」が最良の策です。新人職員に対するコミュニケーションの取り方や、業務多忙の職員への声掛けなど、メンタル不調者を出さないための職場環境づくりが大事です。対策としてストレスチェックなどのセルフケアも必要ですが、やはり職場の上司によるラインケアが重要です。

　毎年、何十人もの新人職員が入職するような病院は別として、年間数人採用する中途採用者を定着させることに必死な病院もあります。こうした中途採用の職員に対するきめ細かい面談を実施して、職員の定着化を図っている療養病院の事例を紹介しましょう。

　この病院の看護部では新人職員や中途採用の職員に対して、入職後「1週間」「1カ月」「3カ月」の区切りで管理職による面談を行っています。面談をとおして職員のメンタルヘルスの状況も確認しますが、いじめなどハラスメントの問題もかなり察知できるといいます。職場のいじめなどの問題は、実際にあっても本人はだれにも言えないことが多く、上司ができるだけ早期に気づいてあげることが大切です。

　こうした面談を行うようになったのは、院内でワーク・ライフ・バランスを推進する際に、退職者の理由を調査したのがきっかけでした。調査の結果、退職理由は次のようなものでした。

・療養病院なのに思っていたより忙しい（急性期病院からの転職者）
・上司や同僚の教え方がバラバラで混乱した
・師長とじっくり話す機会がなかった
・相談できる人がいなかった
・人間関係が嫌になった

　「師長と話す機会がなかった」という回答について、看護部長がこの師長に確認したところ、師長自身は「コミュニケーションはちゃんと取れていた」と言いましたが、辞めた本人はそうは感じていなかったのです。この結果、「管理職の役割の欠如」「コミュニケーション不足」が退職の一因になっていると判断し、師長のコミュニケーション能力が重要であることを痛感したといいます。そこで、次のような面談による中途採用職員のサポート体制としました。

①入職1週間後：師長による面談
②入職1カ月後：食事会（ランチ）
③入職3カ月後：院長・看護部長による面談（試用期間満了時）

　個別面談を始めたころ、「採用したばかりの職員に笑顔がないときはとにかく声を掛ける」など日々の声掛けを徹底しました。ただ、転職直後は緊張感とは違った表情の硬さなどが感じられる場合は、ナースステーションや廊下などで頻繁に声を掛けてもあまり効果はなく、「5分でも10分でも、休憩室などで座って話を聴いてあげる」ことがこの病院の師長面談です。「自分のことを気に掛けてくれている」と思わせることが大切です。転職したばかりの職員にありがちなアウェー感を早く解消できるようにサポートするのが師長面談の役割でもあります。
　パワハラ相談の対応も同じことですが、重要なのは「傾聴」することです。先走って根掘り葉掘り聞き出しても、本人は答えられません。傾聴することで本人が一定の結論を見いだすものです。

1カ月後の「食事会」は院長も同席

　入職1カ月後の面談は、院長も含めた管理職による「食事会」です。師長のほか、看護部長、院長、事務長が出席し、院内で昼食を取りながら本人と話します。食事会は、本人の心身の様子を確認する意味もあります。だれにも話せないことがあったのか、相談相手がいなかったのか、なかには感極まって涙ぐむ職員もいるそうで、「そういうタイプほど長く定着する」と看護部長はいいます。

　さらに入職3カ月後の面談は、試用期間満了時のタイミングで院長、看護部長で行います。この面談では、1週間後面談や1カ月後面談では聞けなかった話なども聞きます。「相談できる人はできましたか?」など人間関係を主に確認しますが、入職して3カ月たっても相談できる人や気軽に話せる相手ができない人は長続きしないそうです。

「傾聴する」ことで相手の心が開ける

　看護部では、新人職員や中途採用者への面談以外にも、人間関係に問題を抱えているような職員や患者さんからのクレームが多い職員など、"問題職員"に対しても定期的に面談を行っています。

　この面談は、医療安全部長と看護部長の2人で行いますが、問題のある言動を問いただして改善を促すのではなく、職員の話にとにかく耳を傾けることを心掛けます。**ハラスメントの相談者に対しての対応と同じように、「問い詰める」「責める」のではなく、「傾聴する」ことで相手の心を開かせることができ、解決への突破口につながります。**

　この病院では、こうしたきめ細かい面談を実施するようになってから職員の離職が大幅に減ったそうです。何よりも、師長など管理職のマネジメント力が明らかに向上したといいます。

6 休職規程は医療現場の
実態を映したルールづくりを

Q 適応障害で1年半ほど休職している職員がいます。「病棟師長が私が欲しいときに有給休暇をくれなかった」など、休職中も何かと人事課に苦情の電話があり、休職期間満了の期限ぎりぎりになって「働く意欲がある」との連絡。産業医とも相談して、最初は半日勤務、隔日の終日勤務など職場復帰プログラムを用意しているのですが、「病棟は無理」「外来で働きたい」「私はまず勤務に行けることが目標です」と一方的に要望してきます。主治医の診断書に具体的な指示がないかぎり、復帰場所は病院側で決定しようと思いますが、こうした本人の要求をどこまでのまないといけないのでしょうか（200床以上、急性期）。

 ルールは周知されて機能する
休職規程を「危機対応マニュアル」に

統計上、医療・介護職はほかの業種に比べてメンタル不調者が多い傾向にありますが、肝心の休職者対応が「おざなり」というのが医療機関の悪しき特徴です。ここでは、休職規程の重要さをみていきましょう。

私傷病休職制度とは、労働者が私傷病など業務外の病気などで働けない場合に、一定期間労働義務を免除する取り扱いをいいます。本来なら債務不履行で解雇されても仕方がないところを一定期間に治癒できれば解雇しない猶予措置の意義があります。したがって、**休職制度を適用するということは、回復の可能性がある**ことが前提とされています。

その意味でも、休職期間満了の間際になって「私はまず勤務に行けることが目標」という状態であるのなら、そもそも復職要件を満たさず就業規則に基づき退職となるケースでしょう。ただ、職場の人間関係やトラブルが私傷病の一因である場合は本人の要望にも一定の配慮が必要でしょう。

休職規程はほかのどの規程よりも大事

　休職制度は労働基準法に定められた制度ではないため、休職制度を導入するかどうかは事業者に任されています。そのため、私傷病休職について労使トラブルになった場合はもっぱら司法の判断を仰ぐことになります。

　職員を休職させるためには、「休職させる根拠」（＝就業規則）が必要です。筆者は医療機関の就業規則を多くみてきましたが、内容に不備があり、おざなりなものが多いと感じます。労働基準法に定めがないため厚労省のモデル就業規則にも休職に関する規定はなく、インターネットからダウンロードしたものをほぼそのまま使い、自施設の実態に即していないものが少なくありません。また、**休職規程は現場と事務部門が一体となって取り組むための危機対応マニュアルの意義もあります**。休職規程例（**図表41**）を参考にして自施設ではどのように対応しているか、振り返ってください。

休職期間の「延長」と「通算」は必要

　休職期間は事業者が自由に決められます。民間病院よりも公立・公的な病院のほうが「最長3年」など休職期間を長く設定しており、民間の場合は傷病手当金の支給期限の「1年6カ月」を期間上限としている病院が多くみられます。状況により期間を延長できる規定も必要です。具体的な期間は事案によるため「個々に定める」としておきます。3カ月と設定して6カ月程度まで延長するなど、短く設定して平均並みの期間まで延長できる規定にするほうがさまざまな事案に対応しやすいでしょう。

　休職期間の満了前に復職したものの再発し、復職後1カ月ほどで再度休職に入る事例が少なくありません。復職、休職が繰り返されいつまで

も休職が続いてしまうことのないよう、「復職してから6カ月以内に再発した場合には従前の休職期間と通算する」旨の規定を設ける必要があります。

また、いつから欠勤したのか、いつから休職したのか、日付を明確にしておかないと休職期間満了による退職の際にもめることがあるので期日はあいまいにしないことです。

そもそも復職要件の「治癒」とは

一般的に、医師や看護師は職務限定契約による労働契約と考えられ、あくまで従前の職務を通常の程度に行える健康状態に回復したことを「治癒」したとされます。病棟勤務の看護師であれば、従前の病棟業務が行える程度に回復していることが要件と考えられています。復帰してすぐに患者対応は無理かもしれませんが、少なくとも「私はまず勤務に行けることが目標」という状態では職場復帰はさせられません。そのことをきちんと伝えるべきです。

復職は、最終的には病院側が判断すること

「主治医の診断書に疑義がある」「主治医と産業医の意見が異なり判断に迷う」といったことがよくあります。そもそも主治医と産業医は立場が異なるため意見が異なることは珍しくありません。主治医は、日常生活における病状の回復程度によって職場復帰の可能性を判断している場合が多く、医療職場で求められる業務遂行能力まで回復しているかどうかの判断とはかぎりません。退職を逃れるために「復職可」とする主治医の診断書が提出され、これに対して産業医の意見は「復職不可」となり、結果的に退職勧奨をするケースもあります。

主治医の診断書は「手続き上の必要書類」程度にとらえ、参考にするものの、産業医の意見や本人との情報交換をふまえて現場で判断する

ことが大事です。ただ、産業医が内科医の場合も多く、産業医が精神科医を紹介するケースもあります。産業医が内科医である場合は、主治医の診断より安全策をとろうとするのが一般的です。

いずれにしろ、主治医や産業医の意見は参考にしても、回復の可能性の可否を判断するのは休職を発令した使用者（病院）にあります。よく看護現場から「復職の判断は看護部でしてほしいと丸投げされて困惑している」という話を聞きます。たしかに、通常の看護業務ができるかどうかの判断は看護職でないとできませんが、休職問題は労務管理のなかでも最も難しい問題の１つですので、判断基準や復職マニュアル等について事務部門と現場が専門家を交えて共同で取り組むべき問題です。

なお、復職について就業規則に規定する場合は、主治医および病院が指定した医師の診断書の提出を求めること、休職者本人の同意のもと病院が主治医に対して面談することがあること（ただし、本人の同意が得られなければ主治医は会ってくれません）、復職後の短時間勤務に伴う労働条件の変更等についてなども詳細に規定しておきます。

復職要件の、「看護師として通常の業務ができるか」とは？

看護師等の特殊な技術・資格を有する職種は、一般的に「職種限定労働契約」が成立していると解されています。そのため、本人の同意がない限り、問題職員を他の職種に異動させることはできません。また、私傷病休職中の看護師から診断書付きで「復職したい」と申し出があった場合、職種限定労働契約の観点からは、看護師として復職可能な程度まで回復していない場合には、復職は拒否できると考えられています。この場合、交代制勤務など従前の職務に従事できるところまで回復を要するものではなく、看護師として従事できる業務があれば復職させなければならない、つまり長時間の夜勤はできなくても、日勤ができるような状態であれば復職を拒否できないというのが判例法理の考え方です。

第〇章　　休　職

（休職の開始）
第〇条　休職とは、職員が私傷病等で長期に仕事を休むことになったとき、法人に籍を残したまま治療に専念し、治癒すれば復職できる制度である。法人は、職員が次の各号のいずれかに該当したときは、休職を命じ、職員はこれを拒むことができないものとする。
　（1）業務外の傷病により継続して14日以上もしくは3カ月間に通算30日の欠勤があり、療養を要すると法人が判断したとき
　（2）業務外の精神または身体上の疾患により、労務の提供が不完全であり、健康管理上、療養を要すると法人が判断したとき
　（3）自己の都合その他やむを得ない事由により30日以上欠勤したとき
　（4）公の職務に就任し、業務に支障があるとき
　（5）非行により刑事事件に関して逮捕、勾留され出勤できないとき
　（6）その他、特別の事情があって、法人が休職することを必要と認めたとき
　2　法人は、前項における休職の要否を判断するに当たり、職員に対し休職事由を証明できる書類の提出を命じることができる。休職事由が私傷病による場合には、職員からその健康状態を記した診断書の提出を受けるほか、法人が指定する産業医または専門医の意見を聞き、これらの意見に基づき要否の判断を行う。
　3　職員は、法人が休職の要否を判断する目的でその主治医、家族等の関係者と連絡をとることに同意するなど、必要な協力をしなければならない。この場合、職員が必要な協力に応じない場合、法人は休職を発令しない。

（休職の期間）
第〇条　休職の期間は、次の期間を限度として法人が定める。ただし、試用期間中の者及び勤続1年に満たない者は対象者から除外する。

　（1）第〇条第1項（1）（2）の私傷病の場合は、勤続年数に応じて次の区分とする。
　　　勤続1年以上3年未満　　　　3カ月以内
　　　勤続3年以上10年未満　　　6カ月以内
　　　勤続10年以上15年未満　　1年以内
　　　勤続15年以上　　　　　　　1年6カ月以内
　（2）第〇条第1項（3）から（6）の場合は、その必要な範囲で法人が定める期間
　2　法人がとくに認めた場合においては、前項の休職期間を延長することがある。この場合の延長期間は職員個々に定める。
　3　休職期間は勤続年数に算入しない。ただし、年次有給休暇の付与日数の基準となる勤続年数には通算する。
　4　休職期間中は、療養に専念しなければならない。
　5　法人は、休職中の職員に対し、法人が指定する医師の受診を命じることができる。この場合、職員は正当な理由なくこれを拒むことはできない。

図表41　私傷病休職制度の運用ポイントを規程例で理解しよう

●休職発令の要件
休職の事由と手続き、休職期間前の欠勤期間などを定める。（1）（2）が私傷病休職

第3項は、休職中に音信不通になった場合の事前対策。本人にも休職前に了解を得ておく

●休職期間
休職期間は勤続年数に応じて決めるのが一般的。勤続1年未満の職員にも通常は適用しない

第2項のように情状により延長できる規定も必要。休職期間を「3カ月」と短めに設定し、平均並みの6カ月まで延長する規定にしたほうが実務上は対応しやすい

6　休職期間中の職員は、病状等の必要とされる事項について、毎月1回以上その状況を病院に報告しなければならない。この場合、主治医の診断書または法人が指定した医師の診断書の提出を求めることがある。

7　前項までの医師の診断書等の証明書に関する費用は、原則として職員が負担する。

（休職期間中の賃金）

第〇条　休職期間中の賃金は支給しない。

2　休職期間中の社会保険料個人負担分については、当月分を法人が指定する期日までに指定する銀行口座に振り込まなければならない。ただし、やむを得ない事情がある場合は、復職後に給与から控除することとしてもよい。

（復　　職）

第〇条　休職期間中に休職事由が消滅したときは、職員は速やかに復職願を提出するものとし、復職が適当であると法人が判断した場合には復職させるものとする。

2　休職事由が第〇条第1項（1）（2）の私傷病による場合には、復職が適当であるかどうかを判断するために、主治医及び法人が指定した医療機関で受診させ、診断書の提出を命じる。職員は正当な理由がなく、受信及び診断書の提出を拒否した場合には、復職を認めないことがある。

3　前項までの医師の診断書に関する費用は、職員が負担する。

4　前項の診断書を発行した主治医に対して、法人が面談のうえでの事情聴取を求めた場合、職員はその実現に協力しなければならない。

5　休職事由が消滅した場合には、休職前の職務に就かせることとする。ただし、やむを得ない事情のある場合には、休職前の職務と異なる職務に配置することがある。

6　復職後に、所定労働時間より短い勤務が妥当と法人が判断した場合で、当該職員が希望する場合は、期間を定めて短時間勤務に就かせる。この場合、労働条件の変更を伴うことがある。

（休職期間の通算）

第〇条　私傷病による休職であって、休職期間満了日前に復職し、復職の日から1年以内に同一の傷病または類似の傷病により欠勤を繰り返し勤務に堪えないと判断された場合、法人は復職を取り消し、再度の休職を命ずる。

2　前項の場合における休職期間は、復職前の休職期間の残日数（残日数が30日に満たない場合は30日）を休職期間とする。

（休職期間満了時の手続き）

第〇条　休職期間が満了しても休職事由が消滅しないときは、休職期間満了の日をもって自然退職とする。この場合、職員の都合で労働契約の継続ができなくなったことによる自己都合退職の扱いとなる。

●復職要件と手続き
復職の要件・手続きは明確に定める。「治癒」の要件を具体的に規定しているケースもある

第5項のように職場復帰は元の慣れた職場へ復帰させるのが原則。職場の人間関係が私傷病の原因の場合は配置転換した方がよい場合もある

●休職期間の通算
再発した場合の通算規定は重要。「1年以内」など、復職から再発までの期間が長いほど労働者には厳しい規定

●休職期間終了後の手続き
休職期間満了において治癒の見込みがない場合の退職規定は重要。書面で通知する

Column 5

「あいさつ」で職場環境が変わり、患者との関係が変わる

　コロナ禍における「カスタマーハラスメント」（カスハラ）の増加が社会問題化していますが、看護職など医療職のメンタルヘルスの問題は、職場での人間関係だけでなく、患者・家族からのクレームやハラスメントが原因となっているケースが増えています。厚生労働省の調査では、精神障害で労災認定を受けた看護職の4割強が患者からの「暴力を体験」しているといいます。新卒の看護師（1年生）が患者の暴言により入職1週間で退職したという話もけっして珍しいことではなく、「患者との関係づくり」も職場のコミュニケーションにおける重要なファクターです。

　ある病院では、朝の外来診察開始時に、事務職員と看護師が患者の前に出てきて「おはようございます、これから診察を開始します！」と元気にあいさつをするという、「あいさつ運動」を開始して以来、病院と患者との関係が良くなり、窓口でのクレームが減ったという事例があります。

　あいさつは重要なコミュニケーションツールであることは言うまでもありませんが、実はこの話にはもうひとつ大きな効果があります。「医師が遅刻をしなくなった」ということです。せっかくあいさつ運動を始めたのに医師が来ていない！　というのでは患者にしめしがつかないためです。

　「あいさつ運動」は病棟にも広がりました。といっても病棟なので大声であいさつをするわけではなく、廊下ですれ違う見舞客や患者に「会釈をする」ことを全スタッフで徹底しました。そうすることで患者や家族とのコミュニケーションを良好にしただけでなく、「私物がなくなった」というクレームが減ったそうです。出会った人全員に会釈してあいさつをするものだから、すぐに病棟からいなくなってしまった人もいたといいます。きっと"不審者"がいなくなったのかもしれませんね。

番外編

1

超問題職員の退職勧奨には
「行為記録」を克明に残すこと

【事例】勤務態度不良の高齢看護師の退職までのプロセス

 病棟で問題になっている63歳の看護師の扱いに困っています。この人は、仕事をちゃんとしない、ヘルパーにパワハラまがいの暴言を吐く、患者さんにも暴言を吐く、患者さんの目前でほかの看護師とけんかする、30代の上司の指示に従わないなど言動に問題がありすぎて、そのつど、配置転換をしています。今回、病棟の主任が問題になった言動を詳細に記録していたことがわかりました。この記録をもとに、退職勧奨にもっていくことは可能でしょうか（200床以上、ケアミックス）。

記録した問題行為を示して
本人に問題を自覚させて退職勧奨へ

このトラブルは実際に筆者が対応した事案ですが、事務長からの相談内容が事実ならば、その行為の回数や職場へ与える影響によっては懲戒解雇すらあり得る言動です。迅速で適切な対応を取らないと職場の士気が下がり、退職者が出るかもしれません。こうしたケースでは、そのつど、注意・指導を繰り返すことはもちろんですが、「問題行為を記録しておく」こと、「本人に問題点を自覚させる」ことが重要です。問題行為を記録することの効果は主に次3つがあげられます。

①説得材料（証拠資料）となる

本人に問題点を自覚させるための説得材料となるのはもちろんですが、争いになったときの証拠資料にもなります。

②事務管理部門が動きやすくなる

看護や介護の職場でこうした問題が起こると、事務部門が動いてくれず、職場任せということがあります。"証拠資料"があれば事務部門も

動きやくなります。

③管理職のマネジメント力が向上する

問題行為や発言、周囲への影響、ほかのスタッフの反応などを記録することで、何が問題なのか、どのように指導すればよいのかがわかってくるため、管理職としてのマネジメント力が向上します。

この病院のケースでは、病棟主任がこの看護師の問題となる言動、周囲の反応や影響のほか、所属長による注意・指導の内容などを詳細に記録していました。この記録は本人に問題点を自覚させるには十分な材料となり、退職勧奨の説得材料としても有効です。以下の記録メモを見てわかるように、記録の仕方にはいくつかポイントがあります。

・時系列で箇条書きに記録する
・言動を具体的に記録する
・登場人物を具体的に記録する
・ほかの職員や患者など周囲の反応や与えた影響を記録する（重要！）
・上司による注意・指導した内容を記録する（これが最も重要！）

最初の相談を受けた時点では退職勧奨は行わず、看護部長と事務長の2人が本人に対して「同じようなことを繰り返したら次は退職ですよ」という旨を伝えたうえで、6月中旬に病棟を異動させました。7月上旬の時点で、異動先の病棟ではおとなしくしているようですが……。

以下は病棟主任がつけていた「問題行為の記録メモ」です。登場人物は仮名とし、長文および商品名などの固有名詞は一部省略してあります。

◆看護師Ａの「行為・言動」の記録◆

【2月10日】

・特定の人（75歳の看護師Ｔ）に「バカ、バカ」と本人に聞こえるように話す。Ａに問いただすと本人は否定したが、ヘルパーＢから「聞きました。ひどいです」と報告あり

【2月14日】

・主任が清拭依頼をすると「嫌です！」と拒否

【2月19日】

・早番なのに、8時すぎからホールのいすに座ってテレビを観ていた

【3月12日】

・「早番のときに自分勝手に動いてしまい困った。薬をやりたがらない。いつもどこかにいなくなってしまう」と、夜勤者Ｃより報告あり

【3月13日】

・入浴介助のときにヘルパーＤとけんか。Ｄに対して「ヘルパーごときが！」と暴言を吐く。一緒に入浴介助した看護師Ｅにもブツブツと文句を言う。Ｅから「あれじゃ患者さんがかわいそう」との報告もあり

・「あの人と入浴介助をしたくない。見ているだけ。そうかと思えば、服を脱いでいる車いすの患者さんがいるのに、自分でできる患者さんをわざわざ脱がせて連れて行く」といった報告が多数の職員よりあり

【4月20日】

・遅番のときに、入院が入るため担当をお願いすると「なんで私なんですか？ほかにもいるでしょ！」と言って拒否する

・明日の分の点滴を午前中から用意していたため、誤薬につながるからと話すと「何がいけないんですか!?」と文句を言う

【4月23日】

・手指消毒剤を肩がけで携帯していないため、するように話すと「あるよ！」とポケットから出す。以前なくしたことがあったため、新しい

ものを渡したのはどうしたのか聞くと怒り出す。師長が来てようやく肩がけして携帯する

【5月18日】

・看護師数人より「あの人に仕事を頼むと断られる」と苦情あり

【5月19日】

・「入浴介助のときに全然動いてくれない」と職員Fより苦情あり

【5月22日】

・看護師Gより「注射をお願いしたが、無視された」と報告あり

◆三者面談実施（上司の「注意・指導」の記録）◆

【5月22日】

主任がこれまでの経緯の詳細を師長に報告し、Aと三者面談を行う。

・本人に、なぜお願いしたことを無視するのか確認すると、「リーダーに頼まれるのはよいが、ほかの人に指示されるのは嫌だ。イラッとした」と話す

・助け合って仕事をしていくよう師長が諭すが、「私はリーダーのときに1人で点滴もやっている。なんで私がサボっているんですか？私はちゃんと仕事をしています」と話す

・「それはあなたの考えで、全員があなたと同じ考えではない」と師長が説明するも納得せず

・Aが入浴介助に入るときに職員より苦情が多いため、6月から入浴介助に入らなくてもよい旨を伝えると、「私だって思っていることがあります。主任は一方の話しか聞かないじゃないですか？」「こんな主任の下では働けない。内科でもなんでも異動したい」と話すため、今後も報告のあった職員と本人、主任の三者で話を聴く機会をつくることで納得する

◆少し時間をおいて、再度三者面談を行う◆

・「自分がリーダーのときに仕事を頼みづらい人がいる。Sさん、Kさ

ん、Ｏさんには頼みづらい」と話すＡ。「頼めば皆さんやってくれますよ」と説明するも「頼みづらいんですよ。私はリーダーのときに点滴も自分でやります。人には頼まずに自分でできています」と話す

・「それは自分の殻をかぶり、この人はこうだと勝手に思い込んでいるだけでは？」と話すと、「前にＫさんに仕事を頼んだらやってくれて、心のなかでよかったって思って……」と話す

・「頼めばやってくれるのだから今後は断わったりせず、自分もやれば皆さんやってくれますよ」と説明すると「リーダー以外に頼まれたり、今日みたいに横から指示されたらできません」と話す

・「そのような考えでは、夜勤もできないし、入浴介助もさせられません」と説明すると、「なぜですか？ちゃんと仕事をやっているじゃないですか？」とＡ

・「ヘルパーさんに対して『ヘルパーごときが！』と暴言を吐くような人に任せるわけにはいかないし、夜勤中にけんかになってはどうしようもありません」と伝える

・今までどのように仕事をしてきたかと師長が問うと、「私は人に頼まず、自分でできることは自分でやってきました」と話すＡ

・そのように働いていたらストレスはたまらないのかと聞くと「たまりますけど自分の性格を曲げたくない」とＡ。再三にわたり、「性格を改めてみんなと仲よくしていけばいいのではないか？」と諭すも、本人は納得せず

◆看護師Ａの「行為・言動」の記録◆

【５月23日】
・看護師ＴとＡが病棟で言い争いのけんかをしていたところを仲裁に入ったと、看護師Ｅより報告あり

【６月１日】
・Ａに対して、「薬局に薬をもっていくよう３回ほど声を掛けたが無視された」と報告あり。看護師Ｔより、「もうやっていけません。今月

いっぱいで退職したい」と申し出があった。

【6月2日】

・入院患者さんより「あの人は口が悪い。あっちへ行けって言われた」と報告あり

【6月2日】

・ほかの入院患者さんに対して、「薬、塗っただろ？うるさい！」と処置中に暴言あり

異動先の病棟でも問題を起こし、結果、退職勧奨による自主退職へ

　病棟を異動後、しばらくはおとなしくしていた A でしたが、8 月になって事務長から「やはりだめですね。また問題を起こしました。患者さんの目前でほかの看護師と大げんかになって……」と連絡がありました。異動先の病棟の主任も再三注意し、事務長の指示で A の問題行動を記録していたのですが、もはや潮時のようです。

　こうしたタイプは、年齢的にも、現状から改善されることは望み薄です。「減給」や「出勤停止」といった制裁では意味がなく、「戒告」（口頭で注意）を積み重ねて、問題を記録し、必要に応じて注意書（注意・指導の書面）を本人に渡し、それでも改善されない場合に「諭旨退職」にもっていきます。**大事なのは、注意・指導を繰り返しても「改善の見込みがない」**ことです。これまでの経緯から、普通解雇もしくは諭旨退職を検討しましたが、法人として解雇の事実は残したくない、本人の次の就職のことを考慮し、普通退職扱いとしたいというのが事務長の意向でしたので、退職勧奨を行い辞めてもらうことにしました。

　退職勧奨は 9 月中旬。これまでの問題行為を記録した書面を本人に見せながら、普通解雇相当の事案であることを伝えたうえで、以下の条件を提示ました。

・勤務は 9 月末までとし、再就職活動に配慮して籍は10月末まで置く

（10月末退職）。10月分の給与も支払う

・退職金は通常どおり支給する（懲戒解雇ではないため）

・退職届を書いてもらう

　これまでの経緯からＡは解雇を想定していたのか、事前に労働基準監督署に相談していたようで、退職勧奨の際も解雇理由証明書の発行を求めてきたり、話し合いは1時間半に及びました。本人が最後まで抵抗して納得しないときのために解雇通知書（解雇理由証明書を兼ねる）も用意はしておいたのですが、上記の条件を添えて理路整然と説明し、最後はなんとか納得してくれました。今回のようなケースは病院によっては懲戒解雇もあり得るかもしれませんが、解雇ではなく、できるだけ退職勧奨による自主退職にもっていくべきケースでしょう。

2 1年前の業務中のけがを 「あれは労災だ」と突然言われたら

【事例】問題職員の疑惑行動に「事業主証明拒否」で対抗

 先日、看護師の1人が、1年前の業務中のケガが原因で腰痛に なったから労災を申請したい、と突然、申し出てきました。ただ、当時の状況を把握している者はほとんどおらず、師長も報告を受けていません。病院としては安易に労災と認めたくないのが本音ですが、このような場合、どう対処するのがよいでしょうか（200床以上、ケアミックス）。

A そもそも診断名の「腰椎分離症」は 労災と認められにくい病名

　原因となる事故発生日が労災申請をする1年も前となると、認定の難易度はいっそう増します。しかし、相当時間がたってから「あれは労災だ」と申し出てくるケースは少なくありません。そこで、コロナ禍となってから、実際に筆者が対応した労災事案を紹介しましょう。

　6月上旬、看護部一の"問題職員"の常勤看護師A（62歳）が、病棟師長に1年前の仕事中のケガが原因で腰痛になったから労災申請をしたいと申し出てきました。ケガをした際の状況と受診した病院を報告するよう師長がAに依頼したところ、後日、Aから手書きの報告書が提出されました。以下に事故当時の状況と本人の主張を要約します。

▶昨年の6月30日早朝、夜勤明けだったAは、隔離室前（精神科病棟）に置かれた簡易ベッド（約32kg）を1人で運んでいたが、途中から早番のヘルパーBと2人で私物庫まで運んだ。

▶この作業中に腰をひねり、腰痛になったとAは主張。夜勤明けと翌公休日は自宅で安静にしていたが、だんだんと腰が痛くなり激痛があったため、7月2日になって整形外科を受診。そこで「右第5腰椎

分離症」と診断され、今も通院中とのこと。

▶自分の健康保険証を使って整形外科を受診しているが、その理由を「労災を申請してもいいとは知らなかった」と本人は主張。

▶事務長がヘルパーBに当時の状況を確認すると「痛いとか何も言ってなかった。苦痛の表情もとくになく、その後も何も言われなかった」との説明があった。

▶Aは当時のことを病棟師長にもだれにも報告しなかったとのこと。また、事務長が整形外科に確認したところ、「仕事中のケガだという説明は一切なかった」とのこと。

これが当時の状況の概要です。ヘルパーBがなぜ1年も前の些細な業務のことを克明に記憶しているのかというと、AとBは普段から犬猿の仲で、BはAとのやり取りを小さなことでも必要以上に覚えているのだそうです。災害としての事実を確認（認識）した者がいない労災請求のケースで、病院側が取るべき対応はいくつかあります。

①**本人の主張をどこまで信用するか、通常どおりに労災申請させるべきか（すべきか）**
②**労災申請するためには、健康保険から労災保険への切り替え手続きが必要（手間がかかる）**
③**災害時から1年以上経過していることに加えて、「腰椎分離症」が労災として認められにくい**

今回、Aの報告書や言動には疑義も多く、事務長や看護部長は労災請求を拒むわけにはいかないが（本音は労災申請したくない）、Aの主張を全面的に認めたくはないという見解です。そこで対応を一任された筆者は、まず①について、「事業主証明拒否」を提案してみました。

（1）「事業主証明拒否」という〝飛び道具〟

　労災申請では、労働者が行う保険給付の請求手続に協力し、必要な証明をしなければならないとされています（労災保険法施行規則第23条）。この労災請求書の事業主の署名のことを「事業主証明」といいます。ただ、当日職場に居合わせた者がいない、本人からも報告を受けていない場合、仕事中の事故なのか病院として事実確認ができません。こうした場合、事業主にも意見を申し出る権利があり、事業主証明を拒否し、請求書の添付資料として労働基準監督署長へ文書で意見（事業主証明拒否理由書）を申し出るものです。ただし、事業主証明拒否は労災認定の結果に直接影響を与えるものではありません。

　事業主証明を拒否することは厳密には違法です。「証明できないことは証明できない」という対応が正解です。そこで、事務長と協議し、最近のＡの態度が〝一時的に〟落ち着いていること、当時一緒に作業した者（ヘルパーＢ）がいることを考慮し、事業主証明は拒否しないで、代わりに病院側の主張をまとめた「申立書」を添えて提出することにしました。

（2）健康保険から労災保険への切り替え

　仕事中のケガなのに職員が誤って健康保険証を使って受診することは珍しいことではありません。この場合、健康保険から労災保険への切り替え手続きを行い、いったん治療費の全額を職員が自己負担したうえで労災保険を請求する手続きとなります（**図表42**）。労災保険が適用されると、治療費の全額が保険適用になり、本人の一部負担はなくなります。受診した病院で健康保険から労災保険へ切り替えができれば問題はありませんが、受診日から相当の時間が経過すると、レセプトの締切日の関係上、切り替えられないことがあります。この一連の手続きは、事業主証明拒否をするケースでは、労働者がすべて自分で行うケースが多いと思います。

（3）「腰椎分離症」は労災認定されにくい

　Aの整形外科での診断は「右第5腰椎分離症」という傷病名でした。一般に「腰椎分離症」は、腰部の過度のスポーツ動作によるストレスで起こる関節突起間部の疲労骨折とされ、病棟でベッドなど重いものを運んで腰をひねっただけで出る診断ではないといわれます。このことは、私も労基署や労働局の労災補償部署など数カ所に事前に確認していました。そのため、Aのケースは「労災認定される可能性は低い」と考えていました。

　その後、労基署の窓口に労災申請をしたのは7月下旬。災害から時間が経過していること、傷病名（腰椎分離症）の点から調査事案のため審査に時間を要することを担当者から告げられましたが、今回はコロナ禍ということもあって、実地調査ではなく、報告書等を提出する形式のみで行われました。

　8月中旬、病院が労基署から提出を求められた報告書は、「災害性の原因によらない腰痛に係る報告」でした。「災害性腰痛」ではない時点で、労災と認められない可能性が高いといえます。報告書には当時の勤務状況や既往歴を記入し、当時の作業状況を再現した写真なども添付しました。

　そして9月初旬、事務長が資料を添えて報告書を提出した際も、担当者から同様の趣旨のことを言われたようです。労災として認定されなかった場合、全額自己負担した治療費は再度、健康保険に切り替えることはできます。労災の認定結果は、労働者本人に直接通知されます。

　結果、9月30日に予想どおり「不支給決定」の通知が本人宛に届きました。

【場面】

業務中の転倒等が原因でケガをしたにもかかわらず、職員が誤って（労災申請できるとは知らずに）自分の健康保険証を使用してA病院（整形外科）を受診した。

受診したA病院に確認してみると、健康保険から労災保険への切り替えが

できる　　　　　　　　　　　**できない**

●A病院で、

窓口で支払った医療費が返還される

労災保険の「療養補償給付たる療養の給付請求書」【様式第5号】を窓口に提出する

いったん医療費の全額を自己負担する！

受診した病院の「医師の証明」が必要！

勤務先の病院の「事業主証明」が必要！

窓口に提出するのは病院、本人、顧問社労士のいずれでもよい。「事業主証明拒否」がある場合は本人が提出するケースが多い

●協会けんぽまたは健康保険組合で、

（本人ないし病院が）協会けんぽまたは健康保険組合に業務災害である旨を申し出る。医療費返納の納付書が届いたら、本人が返納金を金融機関に振り込む

●A病院で、

労災保険の「療養補償給付たる療養の費用請求書」【様式第7号(1)】の医師証明欄に記入してもらう

●勤務先の病院で

【様式第7号(1)】の事業主証明欄等に必要記載事項を記入してもらう

●労働基準監督署に

【様式第7号(1)】、返納金の領収書、A病院で支払った窓口一部負担金の領収書（なくても受理される）を添えて労働基準監督署に提出し、治療費の請求をする。薬局の処方を請求する場合は別途【様式第7号(2)】で請求する

図表42　健康保険から労災保険への切り替え手続き

看護職の腰痛は「職業病」

　厚生労働省の調査によると、2019年に4日以上休む必要があった業務上疾病発生件数6,015件のうち、保健衛生業（医療・社会福祉施設）は1,750件（29％）と最多で、そのうち腰痛は1,648件（94％）と大多数を占めます。実際に労災認定された腰痛の件数は公表されませんが、労災認定される腰痛と認定されにくい腰痛の区別を知っておきましょう。

　労災保険における「業務上腰痛の認定基準」では、腰痛を「災害性腰痛」と「非災害性腰痛」の2種類に区分しています（**図表43**）。「災害性腰痛」は、仕事中の突発的なケガが原因による腰痛のことで、何かの動作をしたときに突然、腰が痛くなるケースです。「非災害性腰痛」は、腰に過度な負担がかかる仕事を長期間行うことで腰への負担が蓄積された腰痛をいいます。一般的に「災害性腰痛」は労災認定されやすく、「疲労性腰痛」ともいわれる「非災害性腰痛」は認定されにくい傾向にあります。日々の業務の蓄積による腰痛は認められづらく、看護師の腰痛の多くはこの「非災害性腰痛」と判断される傾向にあります。

　厚労省の「職場における腰痛予防対策指針」（以下、指針）では、福祉・医療分野において、移乗介助、入浴介助の際の抱え上げの仕方やなどの指針を定めています。腰痛の発生要因について、「心理・社会的要因」（いわゆるストレス）にも言及しており、ストレスの高い職場ほど腰痛の発生率も高いと言われます。コロナ禍のストレスも無縁ではないので、指針を見直してみるのもいいでしょう。

　指針を踏まえ、職場でできる腰痛予防対策は以下のとおりです。
＊腰痛の発生原因を的確に把握し、リスク回避の対策を立てる
＊（腰痛の原因と考えられる）その作業が本当に必要なのかを見直す
＊移乗介助の際の作業姿勢・動作を見直し、看護マニュアル等に盛り込んで研修を行う

＊機器・設備の改善・導入（リフト、スライディングボード等の活用）
＊腰の健康診断を実施する（腰椎のレントゲン撮影を健康診断に加える）
　看護職の多くは腰痛で労災申請できるという認識がないといわれますが、些細なことであっても、何か起こったら「上司に報告」を徹底することが大事です。

1.「災害性の原因による腰痛」（災害性腰痛）

　負傷などによる腰痛で、次の（1）（2）の要件をどちらも満たすもの。
（1）腰の負傷またはその負傷の原因となった急激な力の作用が、仕事中の突発的な出来事によって生じたと明らかに認められること
（2）腰に作用した力が腰痛を発症させ、または腰痛の既往症・基礎疾患を著しく悪化させたと医学的に認められること
　なお、「ぎっくり腰」（病名「急性腰痛症」）は、日常的な動作の中で生じるため、たとえ仕事中に発症したとしても労災補償の対象とは認められない。ただし、発症時の動作や姿勢の異常性などから、腰への強い力の作用があった場合には業務上と認められることがある。

2.「災害性の原因によらない腰痛」（非災害性腰痛）

　突発的な出来事が原因ではなく、重量物を取り扱う仕事など日々の業務が腰へ過度の負担をかける仕事に従事する労働者に発症した腰痛で、作業の状態や作業期間などからみて、仕事が原因で発症したと認められるもの。その発症原因により、次の（1）と（2）に区分して判断される。
（1）筋肉等の疲労を原因とした腰痛
　　20 kg以上の重量物を繰り返し中腰の姿勢で取り扱う業務（湾港荷役など）、長時間同一の姿勢を持続して行う業務（長距離トラックの運転業務など）などに約3カ月以上従事したことによる筋肉等の疲労を原因として発症した腰痛は労災補償の対象となる。
（2）骨の変化を原因とした腰痛
　　30 kg以上の重量物を、労働時間の3分の1程度以上に及んで取り扱う業務などに約10年以上にわたり継続して従事したことによる骨の変化を原因として発症した腰痛は、労災補償の対象となる。
　　なお、腰痛は加齢による骨の変化によって発症することが多いため、骨の変化を原因とした腰痛が労災補償の対象と認められるには、その変化が「通常の加齢による骨の変化の程度を明らかに超える場合」に限られる。

※「業務上腰痛の認定基準」（厚生労働省）

図表43　腰痛の労災認定基準

3 コロナ禍の影響か、病院で労災が多発して労基署がやって来た

【事例】わずか9カ月間で8件の労災申請をした病院の顛末

Q コロナ禍の今年（2020年）は病棟で労災事故が立て続けに発生しました。ただ、コロナに感染しての労災ではなく、患者さんの介助中のケガや転倒など、通常業務で起こり得る事故ばかりで、コロナ禍のストレス等が原因とも思えません。業務マニュアルの再確認とスタッフへの周知を含めて、どのように改善していけばよいでしょうか（200床以上、ケアミックス）。

A ねん挫、骨折、肋膜炎、急性腰痛症、尾骨骨折、患者の暴力……

新型コロナウイルスに感染した労働者からの労災申請が急増しましたが、医療機関においては、コロナとは直接関係のない、通常業務で起こり得る労災事故も平時より多く発生したように個人的には実感しています。そこで、あるケアミックス病院（以下、Ｘ病院）の事例を紹介しながら労災防止対策をみていきましょう。

Ｘ病院は、精神科・内科の病床をもつケアミックス病院（390床）ですが、今年2月から10月までの9カ月間で、看護職・介護職を含め、病棟だけで8件の労災申請をするに至りました。「労働者死傷病報告」（休業4日以上）の必要な事故はそのうち4件ですが、短期間に事故が多発したため、当然ながら労働基準監督署の立ち入り調査が行われました。8件の申請内容は以下のとおりです。

① **2月・Ａ病棟・介護職**
隔離治療中の患者の食事介助中、患者に腕を引っ張られて左肩をねん挫
② **3月・Ｂ病棟・看護師**

病棟内で、患者に背後からマスクを剥ぐように外され、顔をひっかかれた

③6月・C病棟・介護職（休業44日以上）

配膳車を引いて下膳する際に足部が下敷になって負傷した（左踵骨立方骨骨折）

④7月・D病棟・看護師

拘束中の患者をポータブルトイレに移動させる際に、突然、胸を2発殴られた（肋膜炎）

⑤7月・E病棟・准看護師（休業 4日以上）

車いすからズレ落ちていた患者をもち上げた直後に介護抵抗があり、態勢を崩して腰部を大きく捻った（急性腰痛症）

⑥7月・E病棟・准看護師（休業4日以上）

患者のベッドサイドで昼食介助の準備中、後方のベッドとの間隔が狭いことに気づかずにベッドのフレームに尾骨を強打した（尾骨骨折）

⑦10月・E病棟・准看護師（休業4日以上）

入浴後の患者の着衣介助中、突然、右腕にぶら下がられて患者と共に倒れこんだ際に体勢を崩して受傷した（左足関節捻挫、右腓腹筋筋挫傷）

⑧前項で紹介した1年前の労災事故（7月末に申請し、9月末に不支給決定）

「それも労災申請しちゃうの？」と思わなくもない事案がありますが、X病院の場合、仕事上の些細なケガでも所属長に報告するよう徹底しているためで、労災問題に関してはむしろ良心的ともいえます。とはいえ、事故内容をみるかぎり、コロナと関係のない不注意からくる不安全行動が原因と思われる事案ばかりで、8件すべてが精神科病棟の事故であることを差し引いても多過ぎます。7月から3件立て続けに事故が発生したE病棟（認知症病棟）では、病棟主任が神社へお祓いに行ったほどですが、労働災害が発生したときは、病棟だけの問題として処

理せずに、法人全体で今後の防止のための原因の究明と対策の検討が欠かせません。これだけ短期間に労災事故が多発すると、当然ながら労働基準監督署の立ち入り調査が入ることになります。

医療機関の労働災害の発生源は「病棟」と「外来」

労働基準監督署の立ち入り調査では、担当監督官から次の4つの指導事項を指摘されました。

（1）労働災害が発生した際には、発生状況の確認、原因の究明、対策の検討を行うこと

災害が発生した部署だけの問題で終わらせず、法人全体で労働災害の防止に取り組むことです。そのためには、多くの病院でその機能が形骸化している「衛生委員会」の機能強化が必要です。どこの病院でも医療安全管理を主題とした安全委員会は機能しているはずなので、衛生委員会と安全委員会を一体化したり、X病院のように、安全委員会のメンバーを拡充したうえで、委員会で衛生事項を審議するなどして、自院の実情に合わせた「職員の安全衛生」について協議する場を設ける必要があります。

（2）労働災害防止（とくに腰痛予防）の観点から作業マニュアルの項目を見直すこと

腰痛対策については前項で取り上げましたが、腰痛予防対策を業務マニュアルに盛り込み、研修などで教育していくことです。今回X病院では、病棟ごとに作成している「看護・介護業務マニュアル」に付随するものとして、新たに「看護・介護業務の腰痛予防対策」を厚生労働省の資料（医療保健業の労働災害防止〜看護従事者の腰痛予防対策）を参考にしながら筆者が作成し、各部署に配布してもらいました。

（3）本部と各施設の連携（ヒヤリハット事例の情報共有、遵守事項の水平展開等）を推進すること

　小売業・社会福祉施設・飲食店の労働災害の減少に向けて、厚労省が近年推進している「働く人に安全で安心な店舗・施設づくり推進運動」に基づいた指導事項です。要するに、医療法人や社会福祉法人が運営する老健、特養など関連施設を含めて情報共有し、法人全体で労働災害に取り組むことです。X病院では、毎月開催する連絡会議に系列の社会福祉法人の施設長も出席させて情報共有することにしました。

（4）労働災害の防止活動を進めるとともに、活動を担当する安全推進者を選任すること

　職場巡視の強化、安全推進者（小売業・社会福祉施設・飲食店を対象に配置が努力義務）の選任により、労働災害防止活動の実効性を高めることです。X病院の場合は看護部長を安全推進者に選任しましたが、医療機関で最も多く労災事故が発生するのは病棟と外来部門でもあり、自院の実情を考慮して看護部長が適任と考えての選任です。また、職場巡視に活用できる「職場巡視確認シート」（**図表44**）を作成し、活用してもらうことにしました。

コロナ問題を契機に衛生委員会の機能強化がますます重要に

　コロナ対応に追われるある病院の総務担当者からこんな相談を受けたことがあります。

　「職場の労働災害防止のためには衛生委員会の役割や職場巡視などの日々の活動が重要なことは理解しています。しかし当院では、衛生委員会とは名ばかりで、存在が職員に周知されていません。労働安全衛生法で定められた衛生管理者や産業医による職場巡視などもまったく行えていないのが実情です。今後のためにも、どのように改善していけばよいでしょうか」

労働安全衛生法では、常時50人以上の労働者を使用する事業場ごとに衛生委員会を設置しなければなりません。また、常時50人以上の労働者を使用する事業場ごとに衛生管理者と産業医を選任し、衛生管理者は毎週1回、産業医は毎月1回、職場を巡視することとされています。

　法令上、衛生委員会を設置していないと罰則はありますが、職場巡視等の職務など運用面については特段の罰則はありません。そのためではないでしょうが、職場巡視を年間に1回も行っていない病院も少なくないといわれています。しかし、定期的な職場巡視は労働災害防止活動の基本となる取り組みです。あえていえば、「まわれる人がきちんと職場をまわる」「その情報を委員会で共有して対策を立てる」ことが重要であって、週1で巡視することが事実上不可能な衛生管理者（医師や薬剤師を選任している場合など）や産業医にかぎらなくても、実効性を担保することのほうが大切だと考えてください。

　X病院の場合も、安全推進者に選任した看護部長に定期的に巡視してもらうことにしましたが、衛生管理者（X病院は薬剤師2人）にも月1回など可能な範囲で看護部長に同行してもらう方針としました。なお、現状は、新型コロナウイルス感染症対策のため施設間のゾーニングを行うなど、職員間の移動について厳重に切り分けを行っているため、当面の間、各職場で「職場巡視確認シート」を活用したセルフ・チェックを実施することにしました。

　職場巡視の進め方については、重点チェック項目を決めて全職場をまわる、職場を決めてまわるといった方法が考えられますが、一般的に職場巡視の際の指摘事項が多い「病棟」「外来」に重点を置いたほうがよいでしょう。また、職場巡視確認シートを活用することは、「記録」として残すためにも、衛生委員会の議題に上げるためにも重要です。チェックするのが面倒だという場合でも、表の見本のように「通路の安全」「4S」「衛生、保護具の管理」「廃棄物処理」といった重要チェック項目に絞った内容にするとよいでしょう。

職場巡視確認シート

日　　　　　時	令和　　年　　月　　日（　曜日）　　　午前・午後　　　時　　分 ～　　　時　　　分		
巡　視　場　所			
巡視者・同行者	氏名：　　　　　　　　　　　　　　（　職種：　　　　　　　　　　）		
	氏名：　　　　　　　　　　　　　　（　職種：　　　　　　　　　　）		
職場側立合者			
確　認　項　目	良好な点	指摘事項・改善事項	
❶ 4S 【整理・整頓・清掃・清潔】 ・通路の確保 ・作業スペースの確保 ・障害物の除去 ・定期的な清掃			
❷ 危険予知 【KY（危険予知）活動】 ・危険予知 ・危険箇所の共有 ・危険箇所の表示			
❸ 衛生管理 ・備品の管理方法 ・医療用具の管理方法 ・保護具の管理方法 （マスク、ガウン、ゴーグル）			
❹ 廃棄物取扱い ・廃棄物の分別 ・適切な廃棄方法			
❺ その他			
【全体を通して気づいたこと】			

図表44　職場巡視用に作成した「職場巡視確認シート」

4 「同一労働同一賃金」まで踏まえた 看護職の処遇改善をどう捉えるか

 病院で人事・労務に携わっていますが、同一労働同一賃金への対応に困惑しています。病院では、医療事務のパートでも、看護師のパートでも、働く時間が違うだけで、やっている仕事は正規職員とほとんど同じです。だからといって、賞与や手当などパートの処遇を改善すると人件費が高騰するだけでなく、夜勤なし、定時で帰れて給料アップとなれば「私もパートに」という看護師が増えて職場はなり立ちません。また、夫の扶養の範囲内で働くことを希望している職員もいるため、パートの賃金管理にも配慮が必要です。こうした点をどのように考えればよいでしょうか（200床以上、ケアミックス）。

Ⓐ 短時間正職員の処遇、 パート看護師の資格手当などに課題

　働き方改革関連法により、「パートタイム・有期雇用労働法」が2020年4月から施行されています。この法律は、正規職員と非正規職員（パートなど短時間労働者、有期雇用労働者）との間で、給料や福利厚生などに不合理な待遇差を設けることを禁止するものです（中小企業は2021年4月から適用）。いわゆる「同一労働同一賃金」の実現をめざした法制度で、ガイドライン（指針）も整備されました。主に人事・労務担当者が直面している課題ですが、看護職のみなさんは「同一労働……って、何それ？」という方が多いと思います。

　この問題は、時間外労働の上限規制や、年次有給休暇の年5日の時季指定義務のような罰則のある規制とは性格が異なりますが、病院の賃金体系の見直し、常勤・非常勤の職務と職責の見直しが求められる根幹的な問題です。看護師のように職務内容が細かく規定されている専門職は、同一労働同一賃金の問題は生じにくいと思われがちですが、正規・パートの区別なく働くケースもあるため、「職務の内容と職責の見直し」

に留意してこの問題を考えてみてください。

■「待遇差」に合理性があるか否かがポイント

基本給の設定の仕方、手当の支給の有無や金額などの労働条件について、正規職員と非正規職員との間で違い（待遇差）を設けること自体は同法でも禁止していません。ポイントは、**雇用形態が異なるだけで違いを設ける場合について、それが合理性をもっているといえるかどうか**です。ガイドラインでは、職務内容の同一性の判断や両者間に待遇差が存在する場合に、どんな待遇差が不合理なのか、不合理でないのか、原則となる考え方や具体例が示されています（**図表45、46**）。

また、非正規職員が正規職員との待遇差の内容や理由について説明を求めた場合の説明義務が課されました。この点については、入職時や契約更新の際に、資料など論拠を示して説明するのが現実的だろうと思われます。待遇を決めるときの基準が違う場合でも、「職務の内容」「職務の内容・配置の変更の範囲」「その他の事情」の3要素に基づいて合理性を説明する必要があり、単に「パートだから」「将来の役割期待が異なるから」といった主観的・抽象的な説明では不十分だということです。

罰則のない規制ですが、行政による履行確保のため、都道府県労働局による紛争解決の援助や調停が行われ、その場合も、ガイドラインに沿って判断されます。

■「同一労働」であるかどうかをまず検証する

ある病院の総務担当者が言います。

「同一労働同一賃金を見据えて、パート職員は夜勤と土日祝日の勤務免除、委員会活動の免除などを徹底することを看護部に提案していますが、一部の師長は"患者さんのためにはパートも正規も区別なくがんばってもらう"とかたくなな者もいて話が前に進みません」

看護の職場では、患者のためというだけでなく、安易な免除は不公平

感を生むため、この師長さんの言い分もわからなくはありません。しかし、同一労働同一賃金に対処するためには、「職務の内容と職責の見直し」に留意し、ルールを明確化させておくことが看護部門でできる唯一の取り組みであり、事務部門との協働作業となります。

　まず「同一労働」であるかどうかを検証し、同一性があった場合に「同一賃金」にするための検討・改善を行うという順番です。手当を支給することを安易に検討する前に、正規職員と非正規職員との職務・職責の違いを明確にすることが先決です。「正規の看護師とパートの看護師とでは、働く時間が違うだけで、やっている仕事は同じ」といっても、実際は職務内容も職責も違うはずです。

　ガイドラインに照らすと、合理的な待遇差の理由としては、職務の内容だけでなく、責任の範囲や程度の違いなども含まれます。たとえば、次のようなものは待遇差の合理的な理由と考えられます。

・夜勤を行うかどうか
・土日祝日の勤務の可否
・委員会等への参加
・配置転換および転勤の有無
・出張等の可否
・クレーム対応をするかどうか
・急な欠勤者が出た場合の対応

　こうした対応が求められている場合には、「職務の内容」が異なると考えられ、「同一労働」とはみなされません。この点が曖昧なほど「同一性」が問われる余地を残します。

■人材により「短時間正職員」の適用を検討

　正規の看護師とパートの看護師の待遇差の問題以上に、病院全体でみるとむしろ難しいのは次のようなケースです。

パート職員等 （取組対象労働者）	正規職員 （比較対象労働者）	判断
訪問介護職 身体介護や生活援助を行う。担当者会議（ケアプランの見直しなどを話し合う会議）には出席しない。	**訪問介護職** 身体介護や生活援助を行う。担当者会議に出席している。	**「異なる」** 中核的業務に大きな違いはないが、正規職員には担当者会議に関連する業務などが付加され、業務に伴う責任が重く、両者では職務の内容が異なると考えられる。
同一法人の施設Aの 生活支援・相談員 施設入所者の生活援助、家族や関係機関との連絡・調整に加えて、食事支援などの生活支援を行う。	**同一法人の施設Bの 生活支援・相談員** 施設入所者の生活援助、家族や関係機関との連絡・調整に加えて、食事支援などの生活支援を行う。	**「同じ」** 勤務する施設は異なるが、業務の内容や必要とされる知識の水準などに大きな違いはなく、業務に伴う責任の程度にも違いはなく、職務の内容は同じと考えられる。

図表45-① 「職務の内容」の同一性の判断例

パート職員等 （取組対象労働者）	正規職員 （比較対象労働者）	判断
看護職 介護施設における看護職として、介護職等と連携して施設入所者の看護業務を行う。介護施設からの異動はない。	**看護職** 介護施設における看護職として、介護職等と連携して施設入所者の看護業務を行う。介護施設から、訪問介護サービスや通所系の介護サービスへの異動がある。	**「異なる」** 看護職としての職務内容は同じだが、正規職員は事業所を超えた異動がある一方、パートの看護職には異動はないなど、配置変更の範囲が異なり、「職務の内容・配置の変更の範囲」が異なると考えられる。
施設介護職 介護施設の職員として、施設入所者の介護を行う。同一施設内における異動がある。	**施設介護職** 介護施設の職員として、施設入所者の介護を行う。施設をまたいだ異動がある。	**「異なる」** 施設介護職としての職務内容は同じだが、正規職員は施設をまたいだ異動があり、パート職員と比べると配置変更の範囲に差があることから、「職務の内容・配置の変更の範囲」が異なると考えられる。

※同一労働同一賃金ガイドライン（「短時間・有期雇用労働者及び派遣労働者に対する不合理な待遇の禁止等に関する指針」）より

図表45-② 「職務の内容・配置の変更の範囲」の同一性の判断例

ある病院の事例ですが、病院に３人いる精神保健福祉士の１人（女性）が、家庭の事情で勤務時間を短くしたいと申し出たため、病院の規定によりパート勤務に雇用形態を変更しました。ただ、この女性職員は仕事ができて、３人のなかでは中心的な存在のため、仕事の内容や職責は従来とほとんど変わりません。待遇は他部署のパート職員と同様に、月給制から時給制となり、手当や賞与の支給でも正規職員とは待遇差がある状況ですが、本人もそのことを納得して働いています。

　このような場合、働く時間が短いだけであって、比較対象となるほかの２人の精神保健福祉士（比較対象労働者）とはほぼ確実に「同一労働」とみなされます。しかし、病院の規定ではパート勤務に雇用形態を変更するしかなく、かといって特定のパート職員のみ待遇をよくするのも不合理です。そこで、このようなケースでは、**「短時間正職員」**の雇用形態を検討してもよいでしょう。

　短時間正職員とは、フルタイムの正職員と比較して、１週間の所定労働時間が短い正規型の職員のことをいいます。基本給（月給制）は働く時間に比例して定められ、そのほかの待遇は正規職員と同様なのが一般的です。育児・介護休業法に基づく育児短時間勤務とは性格が異なり、法律が要請している制度ではないため、短時間正職員を導入するかどうか、導入するにしても対象を限定するといったことも任意で決められます。

　この病院のようなケースは、人員の少ない部門で起こりやすい問題ですが、看護部でも似たようなことはあります。ある病院の看護部の場合、認定看護師や教育担当者など、病院が必要とするスキルを有した人材に限定して短時間正職員を導入している事例もあります。また、１日の勤務時間を短くする勤務形態ではなく、第４章で解説した週休３日型の短時間正職員を師長など管理職に導入している事例もあります。

手当	役職手当	●正規職員Aの役職と同一の役職名・同一の内容の役職に就く有期雇用労働者Bに、Aに比べ低く支給している。⇒【問題となる】 ●正規職員Aの役職と同一の役職名・同一の内容の役職に就く短時間職員Bに、所定労働時間に比例した額（正規職員の半分なら半額）を支給している。⇒【問題とならない】
	特殊勤務手当	正規職員か、短時間・有期雇用職員かを問わず、時間帯や曜日を特定して働く職員には、人材採用が難しい早朝、深夜、土日祝日に働く場合に特殊勤務手当を支給するが、それ以外の職員には特殊勤務手当を支給していない。⇒【問題とならない】
	精皆勤手当	欠勤についてマイナス査定を行い、かつ、そのことを待遇に反映する正規職員Aには精皆勤手当を支給しているが、欠勤についてマイナス査定を行っていない有期雇用職員Bには精皆勤手当を支給していない。⇒【問題とならない】
	深夜・休日労働手当	正規職員A と時間数及び職務内容が同一の深夜労働・休日労働を行った短時間職員Bに、深夜労働・休日労働以外の労働時間が短いことから、深夜労働・休日労働手当の単価をA より低く設定している。⇒【問題となる】
	通勤手当	所定労働日数が多い（たとえば週4日以上）正規職員と短時間・有期雇用労働者には、月額の定期券相当額を支給しているが、所定労働日数が少ない（たとえば週3日以下）または出勤日数が変動する短時間・有期雇用職員には、日額の交通費実費を支給している。⇒【問題とならない】
	地域手当	●正規職員Aと有期雇用職員Bには全国一律の基本給の体系を適用しており、かつ、いずれも転勤があるにもかかわらず、Aに支給している地域手当をBには支給していない。⇒【問題となる】 ●正規職員Aについては全国一律の基本給体系を適用し、転勤があることから地域の物価等を勘案した地域手当を支給。一方、有期雇用職員Bと短時間職員Cには、それぞれの地域で採用し、それぞれの地域で基本給を設定し、その中で地域の物価が基本給に盛り込まれているため、地域手当を支給していない。⇒【問題とならない】
賞与	賞与	●職務内容や企業業績等への貢献等にかかわらず全員に何らかの賞与を支給しているが、短時間・有期雇用労働者には支給していない。⇒【問題となる】 ●正規労働者Aは、生産効率及び品質の目標達成に責任を負っており、目標を達成できない場合、待遇上の不利益を課されている。一方で、有期雇用労働者Bは、生産効率及び品質の目標達成に責任を負っておらず、目標を達成しない場合にも、待遇上の不利益を課されていない。Aに対しては賞与を支給しているが、Bに対しては、待遇上の不利益を課していないことの範囲内で賞与を支給していない。⇒【問題とならない】
福利厚生	慶弔休暇	正規職員Aと同様の出勤日の短時間職員Bに対しては、Aと同様に慶弔休暇を付与しているが、週2日勤務の短時間職員Cに対しては、勤務日の振替での対応を基本としつつ、振替が困難な場合のみ慶弔休暇を付与している。⇒【問題とならない】
	病気休暇	労働契約期間が1年である有期雇用職員Bについて、病気休職の期間は労働契約の期間が終了する日までとしている。⇒【問題とならない】

図表46　ガイドラインが示す「問題となる例」「問題とならない例」（抜粋）

■最低賃金の上昇と「資格手当込み」のパート看護師の時給の関係

諸手当についてはどうでしょうか。たとえば、正規職員に支給している資格手当について、資格保有者であるパート看護師にも、時給の算定にあたって資格手当相当分を上乗せしているのが通常です。また、パート職員にも賞与を支給すべきなのかという問題もあります。

看護師など医療職は、正規職員であってもパート職員であっても同じ国家資格保有者です。正規職員に支給している資格手当をパート職員には支給しないものの、時給1,600円など他職種のパート職員より高く設定しているのが普通です。資格手当相当分を基本給（時給）に上乗せして支給していることになりますが、これについてはガイドラインに照らしても不合理な待遇差とはいえません。なお、手当について、不合理な待遇差の解消は法人が支給しているすべての手当が対象となります（図表47）。

ただし、上昇する最低賃金との関係にも留意する必要があります。たとえば、筆者の居住する千葉県の最低賃金は2022年10月1日に過去最高の31円アップの984円となりました。2023年10月1日には確実に1,000円を超えます。筆者の顧問先の病院でも、パートの介護職は時給1,000円、パートの看護師は時給1,400円という病院があります。最低賃金が1,000円に上昇すれば、パートの介護職の時給も1,100円が現実味を帯びてきます。しかし問題はそこではなく、「パート看護師の1,400円」が少々アンバランスになってくることです。パート看護師からの不満はもちろん、「時給に資格手当が含まれている」という理屈に合理性がなくなってくることです。

また、賞与について、ガイドラインでは「通常の労働者と短時間・有期雇用労働者ともに法人の業績等への労働者の貢献に応じて支給される場合には、貢献に応じて支給される部分については、通常の労働者と同一の貢献である短時間・有期雇用労働者には通常の労働者と同一の、貢献に一定の違いがある場合にはその違いに応じた支給をしなければならない」としています。正規の看護師とパートの看護師とでは働く時間が

違うだけで、やっている仕事が同じ場合、"寸志"であっても一定額の賞与の支給を検討せざるを得ないでしょう。

手当	・役職手当　（職種・職位ごとに定める額を支給） ・特殊作業手当 （放射線作業手当など、業務の危険度又は作業環境に応じて支給） ・特殊勤務手当　（交代制勤務などの勤務形態に応じて支給） ・精皆勤手当 ・時間外労働手当　（法定に基づいて支給） ・深夜労働・休日労働手当　（法定に基づいて支給） ・通勤手当 ・出張旅費　（旅費実費・宿泊費・日当） ・食事手当 （労働時間の途中に食事のための休憩時間がある労働者に対する食費の負担補助として支給） ・単身赴任手当　（職位ごとに定める月額） ・地域手当　（特定の地域で働く労働者に対する補償として支給）
福利厚生	・福利厚生施設　（休憩室、食堂、更衣室）の利用 ・転勤者用社宅　（医師・看護師宿舎など） ・慶弔休暇　（忌引休暇、結婚休暇、配偶者出産休暇など） ・健康診断に伴う勤務免除や給与保障 ・病気休職 ・法定外の有給休暇その他の法定外休暇　（夏季休暇など）
その他	・教育訓練 ・安全管理　（ストレスチェック、メンタルヘルス相談窓口など）

図表47　非正規労働者との格差是正が求められる手当と福利厚生等（ガイドラインで示されている代表的な手当）

◆著者紹介

坂上 和芳（さかうえ かずよし）

　1965年新潟県生まれ。医療労務コンサルタント、社会保険労務士。2012年9月に社労士事務所を開業後、医療機関や介護施設を中心に労務サポートに務めるかたわら、千葉労働局の非常勤コンサルタント、千葉県看護協会の労働環境改善委員（2016・2017年度）なども務め、研修講師などをとおして主に看護職の労務環境改善に携わる。看護分野では、兵庫県看護協会、静岡県看護協会などの研修講師のほか、地方の病院（看護部）とのオンライン研修講師なども精力的に行っている。2022年4月からは勤務医の労働時間短縮のための取組状況等の評価を行う「医療機関勤務環境評価センター」（日本医師会受託）の労務サーベイヤー（評価委員）も務める。

　著書に『ポイント解説　病院の労務管理Q&A』（経営書院）などがある。

さかうえ社会保険労務士事務所（千葉県船橋市）
https://sakaue-support.com/

Q&Aでわかる看護管理者の労務マネジメント

2023年5月4日　第1版第1刷発行	定価はカバーに表示してあります。
2024年5月21日　第1版第2刷発行	

　　　　　　　　著　者　坂　上　和　芳
　　　　　　　　発行者　平　　盛　之

発　行　所　　**㈱産労総合研究所**
　　　　　　　出版部　**経営書院**

〒100-0014　東京都千代田区永田町1-11-1 三宅坂ビル
　　　　　　電話 03（5860）9799
　　　　　　https://www.e-sanro.net

ISBN 978-4-86326-346-8　C3047